U0321815

维生素保健康

梁晓亮 编著

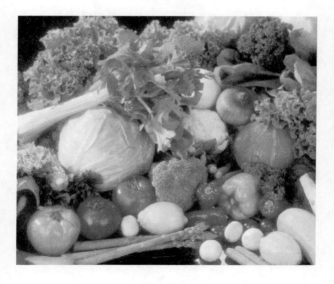

天津出版传媒集团
天津科学技术出版社

图书在版编目（CIP）数据

维生素保健康随身查 / 梁晓亮编著 . —天津：天津科学技术出版社，2014.10（2024.4 重印）

ISBN 978-7-5308-9261-9

Ⅰ.①维… Ⅱ.①梁… Ⅲ.①维生素—营养学—基本知识 Ⅳ.① R151.2

中国版本图书馆 CIP 数据核字（2014）第 251378 号

———————————————————————————

维生素保健康随身查

WEISHENGSU BAO JIANKANG SUISHENCHA

策划编辑：杨　譞

责任编辑：张　跃

责任印制：刘　彤

出　　版：天津出版传媒集团
　　　　　天津科学技术出版社

地　　址：天津市西康路 35 号

邮　　编：300051

电　　话：（022）23332490

网　　址：www.tjkjcbs.com.cn

发　　行：新华书店经销

印　　刷：鑫海达（天津）印务有限公司

———————————————————————————

开本 880×1230　1/64　印张 5　字数 170 000

2024 年 4 月第 1 版第 2 次印刷

定价：58.00 元

前言

维生素，顾名思义，就是"维持生命之元素"。它们在人体内的含量虽然很少，但生理作用却很大，因为它们往往作为体内一些重要酶的辅助成分，参与广泛的生化反应，决定了某些十分重要的代谢过程。每一种维生素都是必需的，它们各自在人体中发挥着不可替代的作用。

可以说，维生素是最好的医药，因为它们在维系健康及防治疾病方面所具有的超强能力是很多其他药物所望尘莫及的。它们能够医治相应的维生素缺乏症，例如维生素A能治疗夜盲症，维生素B₁能治疗脚气病，维生素C能治疗坏血症，维生素D可治疗痤疮等，还能够对更多的常见疾病如感冒、头痛、高血压、糖尿病等，发挥良好的医疗保健功效。

本书首先为您介绍了各种维生素的发现历史、生物特性、缺乏症状、医疗功效、适用人群等基本知识，让您全方位地

1

了解维生素。此外，由于食物是人体摄取维生素的最佳来源，本书还将为您重点介绍各种维生素的食物来源，并推荐各式健康实用的菜谱，让您不仅了解自身所需，还能方便地获取所需。再后面的部分，各种维生素将团结协作，小到困扰皮肤的过敏症状，大到威胁生命的癌症，从头发、皮肤直至心脏、血液，全面关怀您的身心健康。针对不同的疾病，本书精心挑选出各种具有相应疗效的维生素，并开具药剂方及食疗方供您选择参考，让您一书在手，即可享受维生素无微不至的呵护。

通过阅读此书，您会发现，不管是有病治病，还是防病强身，维生素都不愧为最佳的选择。了解维生素，并根据自身需要适当补充维生素，就是为自己的健康营造一道最坚固的屏障。

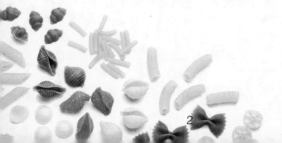

目录

维生素B$_5$治病

维生素B$_9$治病

维生素C治病

维生素D治病

维生素E治病

维生素H治病

维生素K治病

其他维生素治病

维生素美容

·祛痘·

·祛斑·

维生素保健治病

·保护眼睛·

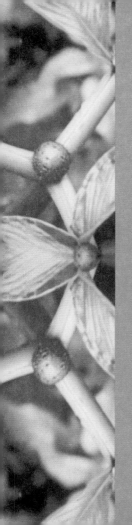

绪论 维生素是最好的医药

- 维生素，顾名思义，维持生命的元素。它不像蛋白质、脂肪、糖类那样提供生命的能量，也不像阳光一样给予生存的条件。它只是默默地参与人体内的各种代谢，促进蛋白质、脂肪、糖的合成，也就是说，它是促进能量产生的幕后帮手。每一种维生素都相当于一剂良药，有其特殊的功效，所以一旦缺少某一种维生素，就预示着人体的某个环节会出现紊乱。

认识维生素

人类要生存就离不开食物，而食物中的碳水化合物、脂肪、蛋白质、水、矿物质、糖类和维生素是构成生命的物质基础。

人体就像一座极其复杂的大工厂，五脏六腑就好像是机器的部件，碳水化合物、脂肪、蛋白质、水等就好比是原料，要想机器正常运转，将原料变成人体所需的物质，自然离不开一些化学变化，而这些变化与酶的催化作用密切相关。酶要产生活性，就必须有辅酶参加，而已知的许多维生素正是酶或辅酶的组成分子。因此，可以认为，维生素是以"生物活性物质"的形式存在于人体组织中的，并在人体组织的各种反应中起着关键作用。

维生素种类繁多，各种维生素的结构和理化性质差异很大，因此，每一种维生素都具有其特殊的生理功能。人体对维生素的每日需要量虽然不多，但只要其中一种维生素供给量不足，就会引起人体生理代谢紊乱，引发维生素缺乏症，甚至危及生命。

目前，人们已发现的维生素有几十种。通常按溶解性质将其分为脂溶性维生素和水溶性维生素两大类。

脂溶性维生素主要包括：维生素A、维生素D、维生素E、维生素K。它们的主要特点是：

1.在食物中与脂类共同存在，在肠道吸收时也与脂类吸收有关。

2.排泄效率低，长期摄入过多时可在体内蓄积，产生毒害，甚至发生中毒。

水溶性维生素主要包括：维生素B_1、维生素B_2、维生素B_6、维生素B_{12}、叶酸（即维生素B_9）、烟酸（即维生素B_3）、泛酸（即维生素B_5）、生物素（即维生素H）和维生素C等。它们的主要特点是：

1.溶于水，不溶于脂肪及有机溶剂。

2.容易从尿中排出体外，且排出效率高，故摄入后一般不会产生蓄积和毒害作用。

3.绝大多数以辅酶或辅基形式参加各种酶系统工作，在中间代谢的许多环节都起到极为重要的作用。

4.这类维生素的体内营养水平多数都可在血液和尿中反映出来。

除此以外，由于药理作用的相似，还有一些被称为类维生素的物质，如维生素P、肌醇和胆碱等。从广义上讲，它们也可以说是维生素家族的成员。但目前对它们的了解并不多，大多数研究仍在进行中。

维生素的医疗价值

头痛吃颗镇痛片，感冒喝瓶感冒糖浆，胃疼吃片胃药……现代人滥用药物的情形已经司空见惯。而实际上，这种医疗理念在无形中已经毁掉了很多人的生理功能，使他们不仅无法正常吸收营养，还在药物的副作用下拖垮了原本健康的身体。

维生素在维系健康及防治疾病方面具有超强能力，以维生素作为健康的屏障，远比用药物事后补救明智得多。

维生素家族医疗功效速查表

维生素名称	别名	医疗作用
维生素A	视黄醇	掌管视力、皮肤、骨骼及抵抗力
维生素B₁	硫胺素	防治脚气病，参与糖代谢，调节神经、消化和肌肉组织
维生素B₂	核黄素	与生长发育、皮肤、黏膜、眼睛、代谢等密切相关

续

维生素名称	别　名	医疗作用
维生素B₃	烟酸、尼克酸	维持消化系统的健康，促进身体发育完善
维生素B₅	泛酸	调节神经系统，降低血清胆固醇
维生素B₆	吡哆素	安定精神、促进发育、保护皮肤和脑部的必需物质
维生素B₉	叶酸	掌管血液系统，促进细胞发育
维生素B₁₂	钴胺素	血液、神经、胃肠道不可缺少的物质
胆碱		预防高血压和动脉硬化，增强记忆力
肌醇	纤维醇	在治疗糖尿病和肥胖症方面发挥重要作用
对氨基苯甲酸	PABA	保护皮肤健康，减少皱纹，预防皮肤癌
维生素C	抗坏血酸	促进细胞生长和抗体形成；防治坏血病
维生素D	骨化醇	调节钙、磷代谢，对骨骼、牙齿的健康十分重要
维生素E	生育酚	延缓衰老，保护皮肤，促进血液循环
维生素H	生物素	促进脂类代谢，掌管皮肤及神经
维生素K	凝血维生素	帮助凝血，维护骨骼、肠及胆的健康

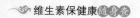

续

维生素名称	别　名	医疗作用
维生素L	催奶维生素	促进乳汁分泌
维生素P	芦丁、路通	强化毛细血管，帮助人体吸收维生素C
维生素Q	泛醌、辅酶Q	抗氧化，帮助供给氧和能量
维生素U		预防胃溃疡等溃疡疾病

饮食与制剂之争

　　大部分维生素都无法在人体内合成，或者合成量不足，无法满足人体所需，所以人们必须注意从外界摄取足够的维生素。

　　补充维生素的主要途径是饮食和各种维生素制剂。而现代人在补充之时，往往存在着这样两个极端错误：一是以维生素制剂代替蔬菜甚至一日三餐；二是认为蔬菜等饮食中含有丰富的维生素，所以完全没有必要吃维生素制剂。而事实上，饮食和维生素制剂是不能互相代替的。

　　一方面，维生素制剂不能代替蔬菜等食物，原因在于：

　　　1.性质不同：食物中的维生素是按照一定比例存在的天然成分，而维生素制剂多数是人工合成的，两者在性质上有差别，在作用原理上就不会完全相同，纯药物制剂在效果上也远远不如天然维生素。

　　　2.成分不同：同一种食物往往具有多种维生素成分，而维生素制剂往往是单一的维生素成分（也有复合型），也就无法在维生素之间形成有效的互相促进的作用。

3.营养成分不同：饮食中包括维生素类，也包括非维生素类，如蛋白质、碳水化合物、矿物质和膳食纤维等，营养更为全面。而维生素制剂在这一点上显然无法与之相提并论。

此外，就预防癌症而言，多吃蔬菜、水果可以预防多种癌症，而服用维生素制剂能否预防癌症，目前的研究结果并不一致。

另一方面，蔬菜等食物也不能完全代替维生素制剂。食物中维生素的绝对含量往往较少，而维生素用于治病和保健需要，往往要求大剂量，完全依赖食用蔬菜是不可能获得如此大剂量的。

因此，维生素摄取的正确方法是：首选蔬菜、水果等各类食物，适当服用维生素制剂。

维生素食疗理念

　　维生素普遍存在于各种食物中，只要饮食均衡，就无须担心缺乏。一般来说，成年人每日吃谷类300～500克、蔬菜400～500克、水果25～50克、畜禽肉类50～100克、鱼虾类50克、豆类及豆制品50克、奶类及乳制品100克，那么，几乎所有维生素的摄入量都可以达到需要量的标准了。

　　当然，每个人日常的实际摄入量不可能如此理想，这就需要根据个人需要和食物的特性、功能，合理调配维生素，使膳食在祛病健身的过程中起到良好的食疗作用。具体应掌握如下原则：

　　1.根据不同生理时期的需要，适当供给维生素。如婴幼儿、孕妇、乳母维生素需要量较高，就应多供给一些。

　　2.普通成人维生素的供给量，要根据需要量及热能摄入的高低而有所增减。如在高温或寒冷环境下工作的体力劳动者、夜间工作者、有毒作业者等应适当多供给维生素。

　　3.因维生素缺乏而引发的疾病或需要借助特定维生素减轻疾病症状，应按需及时、合理补充。有些疾病和药物可使机体对维生素的需要量增加十倍甚至数十倍，应酌情多供给一些维生素。

4.有些食物富含多种维生素，可作为饮食的优先考虑。如动物肝脏几乎含有所有维生素，含量亦高，被称为"维生素宝库"；胡萝卜、茼蒿、油菜、菠菜、韭菜等黄绿色蔬菜不仅含有丰富的β－胡萝卜素，还含有其他多种维生素。

5.注意食物的烹调加工方法，使每日进食时的维生素损失减少到最低限度。如黄绿色蔬菜最好和肉类合并烹调，营养会更加丰富；肉类所含维生素各有不同，猪肉富含维生素B_1，牛肉的维生素B_1含量却很少，烹调时应根据需要做好食材的搭配。

6.消除妨碍维生素消化、吸收、利用的各种不利因素，避免维生素摄入过量或不足，如水溶性维生素遇水、光、热、氧气等外力时极易遭到破坏。

维生素制剂知识

在生活中，有些人的饮食结构并不均衡，无法从食物中获得足够的维生素，例如偏食的儿童、不吃早餐的人、饮食不规律的人、减肥者、素食者、患病者、饮食受限的老年人、摄食过于精细的人等，这些人就需要适量补充一些维生素制剂。

维生素制剂虽然都是人工合成的，不过本质上仍然是从食物中提取出来的。如，维生素A通常是从鱼肝油中提炼出来的，复合维生素B是从酵母或动物肝脏中提炼出来的，维生素C是用玫瑰的果实制造出来的，维生素E通常是从大豆、麦芽、玉米中提炼出来的。

面对琳琅满目的维生素制剂，常令人有难以抉择之感，在选购时应注意考虑自身需求，咨询专业人员，详细比较产品形态及特性，以便找出最适合自己的维生素制剂。

维生素制剂类别

综合维生素：最常见的维生素制剂，包含各种主要维生素，多半亦含有数种矿物质，是补充维生素的好选择。

单一维生素：分为数种，多针对单一维生素缺乏症设计，适合特别需要补充某一种维生素或借助特定维生素减轻某种症状者。

复合维生素：包含数种具有交互作用的维生素，目的是通过各种营养素之间的交互作用，加强维生素的吸收，如B族维生素和鱼肝油等。

注意：在营养不良的情况下，往往缺乏多种维生素，应补充复合维生素，因为如果缺乏多种营养素却仅补充一种，会干扰其他维生素和矿物质的吸收和代谢。但如果是很明显的某种维生素缺乏，则应补充单种，这种情况下，不能用复合维生素来补充，因为不能达到治疗剂量。补充品种和数量也并非越多越好，长期过量摄入某些维生素和矿物质有发生中毒的危险。也不主张同时服用几种单一补充剂，以免造成某种维生素摄入过量。

维生素制剂形态

液状（糖浆/口服液/滴剂/发泡锭）：身体吸收的速度最快，但由于厂商多会将产品做得较顺口，所以容易摄取过量，须注意。专为儿童制作的滴剂，瓶内设有一根滴管，只要依照标签指示使用即可，方便又不担心儿童拒服。

口含锭/口嚼锭：身体吸收速度仅次于液状制品，以维生素C最常见，其他如综合维生素也会做成此种剂型。此类产品也须注意勿因好吃而摄取过量。

胶囊/软胶囊：吸收速度次于前两者，脂溶性维生素如鱼肝油或维生素E的产品多为此种剂型。

锭剂/膜衣锭/糖衣锭：吸收速度最慢，但如定期服用，较口服液经济。有些制剂会强调"长效型""持续作用"等，说明此产品成分会一点点慢慢释出，每次释放量少但为时较长，最适宜于易排出体外的水溶性维生素。

除了上述几种形式，其他常见的维生素制剂还包括软糖和粉末等形态。针对严重缺乏、病人体质特殊需求或治疗病症所需，亦有注射补充维生素的方式，一般凭医师处方注射。

维生素制剂计量单位

毫克（mg）：1mg=0.001g，用于维生素B_1、维生素B_2、维生素B_6、烟酸、泛酸、维生素C和维生素E。

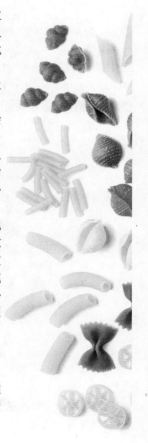

微克（μg）：1μg=0.001 mg，用于维生素B$_{12}$、生物素、叶酸、维生素D和维生素K。

国际单位（IU）：用于维生素A、维生素D和维生素E。维生素A：1 IU=0.3μg，维生素D：1 IU=0.025μg，维生素E：1 IU=0.7μg。

维生素制剂服用须知

1.遵照医生、药剂师或标签指示服用，服用后若有不适应尽快就医。

2.通常来说，服用多种维生素制剂比单一补充要好。因为这样可以避免单一营养素摄入过量，并影响别的物质的吸收。

3.在服用维生素制剂的同时还要服用其他药品者，为安全起见，最好听取医生的建议。比如，维生素E就不能和血液稀释剂一起服用。

4.不管是标榜天然的健康食品，还是标识为成药、处方药的维生素制剂，超过保存期限切勿服用，以免某些成分变质后转化成有毒物质，造成药物中毒。

5.若维生素制剂发生变色、潮湿等变质情形，须避免服用。

★本书提供的维生素药物用量仅供参考，不能完全代替医生处方。

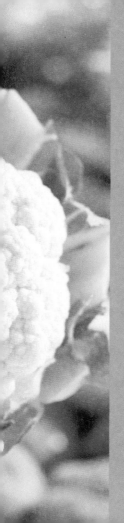

维生素A治病

- 维生素A又名视黄醇、抗干眼维生素、维生素甲，属脂溶性维生素，它的消化和吸收需要矿物质和脂肪的参与。

- 维生素A分为两种：一种是视黄醇，是最初的维生素A形态，只存在于动物性食物中；另一种是胡萝卜素，在体内转变为维生素A的预成物质，可以从植物性及动物性食物中摄取。

- 视黄醇通过小肠被人体吸收，然后被送到肝脏中储存起来。所以，一旦摄取过多视黄醇，就会引起过剩甚至中毒。

1. 医疗档案馆

据世界卫生组织报道，维生素A缺乏症为世界四大营养缺乏病之一，在任何年龄段都存在，但以6岁以下的婴幼儿为多，1~4岁为高发期。

由于缺乏维生素A，全球每年有50万名学龄前儿童患活动性角膜溃疡，600万人患干眼症。在不发达国家中，因缺乏维生素A引起干眼症而致盲的病人高达1000多万；在亚洲，每年有50万名儿童因为缺乏维生素A而死亡。

就我国而言，1999~2000年全国性儿童维生素A缺乏情况的调查表明，我国属于中度维生素A缺乏国家，其中城市为轻度缺乏。缺乏维生素A的直接后果是，这些儿童的体液免疫和细胞免疫功能下降，易使病菌长驱直入。而只要马上补充维生素A，他们的呼吸道感染发病率就会降低10%~80%。

人体对维生素A的正常需要量								
年龄 （岁）	0	1	4	7	14	18	50	孕妇	哺乳期
日摄取量 （微克）	400	500	600	700	男800 女700	男800 女700	男800 女700	800	1200

眼科医生：
防治夜盲症等多种眼疾

维生素A素有"护眼之神"的美称，是双眼不可或缺的重要"医生"。如果天一黑就什么也看不见，又不是老花眼，那么就是得了夜盲症，应接受维生素A的治疗。

人的眼睛之所以能够看到物体，是通过视网膜中的视紫红质与光发生反应，并将此刺激传递到大脑而实现的。

维生素 A
缺乏症

- 记忆力减退、心情烦躁及失眠
- 头发干枯，易脱落。在黑暗中视力低下，畏光，眼睛干涩，易患夜盲症
- 易患牙龈炎，儿童的牙齿珐琅质不佳
- 易患感冒、肺炎
- 骨骼的生长发育受阻，儿童的指甲出现深刻而明显的白线
- 易患黏膜癌
- 皮肤干燥脱皮，汗腺、皮脂腺萎缩，易患皮肤毛囊角化症
- 胃肠功能弱、慢性腹泻
- β–胡萝卜素不足，癌症发病率提高，血管壁易沉淀胆固醇
- 免疫和生殖功能下降，易感染

维生素 A
医疗功效

- 保持头发、牙齿和牙龈的健康
- 减少皮脂溢出，淡化色斑
- 防止夜盲症和视力低下
- 祛除皱纹，治疗痤疮，有助于对肺气肿、甲状腺功能亢进的治疗
- 保持咽喉、消化、呼吸、子宫等器官黏膜的健康，可以增强对感冒等病的抵抗力，提高免疫力
- 对黏膜癌有抑制作用
- β-胡萝卜素可抗衰老，预防癌症、心脏病，强化免疫功能，可以与维生素C、维生素E共同发挥抗紫外线作用

要制造视紫红质就离不开维生素A，因此，如果维生素A摄入不足，视紫红质就会变少，从而患上夜盲症。

内科医生：
保持黏膜健康，增强免疫功能

维生素A的医疗功效遍及全身，对皮肤、眼角膜、口腔、胃肠、肺、支气管、膀胱、子宫等器官黏膜的上皮细胞的生成都有重要影响。而上皮细胞具有抵御病原菌侵入人体内的作用，因此，如果维生素A摄入充分，就会增强机体免疫功能，抵抗多种疾病。比如，可改善结膜角质化，防止泪腺阻塞，治疗干眼症和结膜炎；有

抗呼吸系统感染的作用，能抵抗入侵气管黏膜的细菌和病毒，预防和治疗感冒；有助于对肺气肿、甲状腺功能亢进的治疗；对患有口腔炎和牙龈易肿的人，也有一定的治疗效果；还具有明显的抑癌效果。

保健医生：

β-胡萝卜素可抗癌和降低胆固醇

一直以来，癌症都是导致人类死亡的首要疾病。而最近发现，β-胡萝卜素具有抑制癌症的效用，能降低肺癌、胃癌和子宫颈癌的患病率，这不仅是因为其抗氧化成分可以保护人体免受活性氧化物质的损害，而且其他成分也发挥了一定作用，但目前尚在研究阶段。

β-胡萝卜素还可降低对人体有害的胆固醇值。所谓有害胆固醇，即低密度脂蛋白（LDL）。它被人体吸收后，很容易被活性氧元素氧化，形成过氧化脂质沉积在血管内壁上，从而引起动脉硬化、心绞痛、心肌梗死等。而β-胡萝卜素具有很强的防止低密度脂蛋白氧化的作用，若配合维生素E使用，更可达到预防心脏病的作用。

美容医生：

淡化色斑，治疗痤疮

维生素A能调节表皮及角质层的新陈代谢，减少皮脂溢出，淡化色斑，祛除皱纹，并有助于痤疮、脓疱、疖疮、皮肤表面溃疡等症的治疗。

特殊需求人群

● 患有消化道疾病、胃肠部分切除导致脂肪吸收不良者。

● 长期配戴隐形眼镜或必须长时间注视电脑屏幕的人。

● 孕妇及哺乳期妇女。

补给须知

● 可储藏于体内，不需要每日补充。

● 与B族维生素、维生素D、维生素E及钙、磷、锌配合使用，最能发挥功效。

● 正在服用避孕药者，须减少摄入量。

● 正在服用降胆固醇药物者，应适当增加摄入量。

副作用

● 一次超量服用可引起急性中毒，6小时后出现异常过敏、厌食、恶心、发热、腹泻、头晕、颅内压增高、嗜睡或过度兴奋等症状；12~30小时后皮肤红肿变厚，继之脱皮。

● 成人连续过量摄入可引起慢性中毒，表现为疲倦、易怒、厌食、头发稀疏、肝大、肌肉僵硬、体重减轻、皮肤瘙痒、头痛、头晕、口唇皲裂出血等。

● 一旦发生维生素A中毒，应当立即停用，及时就医，中毒症状通常会在一两周内消失。

2. 天然补给站

维生素A存在于大量食物中，如动物肝脏，胡萝卜、芦笋、杧果等黄绿色蔬菜和黄色水果，蛋类，奶类及乳制品和鱼肝油等。

		常见食物维生素A含量	
序号	食物名称	含量 （毫克/100克）	食用标准参考量
1	鸡肝	10414	每次50克
2	猪肝	4972	每餐50克
3	杧果	150	每天1个（约100克）
4	韭菜	235	每次50克
5	西蓝花	1202	每餐70克
6	奶油	297	每次20克
7	鳝鱼	50	每次100克
8	大葱	10	每次20克
9	胡萝卜	688	每餐1根（约70克）
10	芦笋	17	每餐50克

■ 补给榜中榜 ■

鸡肝

鸡肝，常被看成是喂猫食物，因为猫在夜间活动需要维生素A养眼。但事实上，人更需要经常食用鸡肝。鸡肝不仅是各种食物中维生素A含量最高的，而且还富含维生素B$_1$、维生素B$_2$和维生素B$_6$，以及铁、锌、硒等多种微量元素，既养眼护脑，又增强体质。

猪肝

猪肝中维生素A的含量远远超过奶、蛋、肉、鱼等食品，还能补充人体所需的维生素B$_1$、维生素B$_2$，具有一定的解毒作用，铁质含量也很高，可调节并改善贫血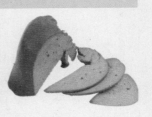病人造血系统的生理功能。猪肝中还含有一般肉类食品不含的维生素C和微量元素硒，能增强人体的免疫能力，抑制肿瘤细胞产生。

杧果

杧果，又名望果、蜜望，是"热带水果之王"。它外形多样，皮色多种，果肉酸甜不一，有香气，汁水多而果核大。杧果维生素A、维生素C的含量都很高，超过了杏、橘子等水果。胡萝卜素含量尤其高，有益于改善视力，润泽皮肤。
杞果苷物质能延缓细胞衰老、
提高脑功能，可明显提高红细
胞过氧化氢酶活性并降低红细
胞血红蛋白。杞果酮酸等化合物有
抗癌的药理作用。食用杞果可止咳，还能增
强胃肠蠕动，防治结肠癌。

韭菜

　　韭菜颜色碧绿、味道浓郁，具有调味、杀菌的功
效。韭菜为辛温补阳之品，药典上有"起阳草"之
称，可与现今的"伟哥"媲美。韭菜营养价值很高，
富含维生素A、叶酸、维生素C、蛋白质、脂肪、钙、
磷、铁、膳食纤维以及挥发油等营养物质。韭菜含有
较多的膳食纤维，可以把消化道中的头发、沙砾、金
属屑甚至是针包裹起来，随大便排出体外，有"洗肠
草"之称；还含有挥发性精油，可促进食欲、降低血
脂，对高血压病、冠心病、高脂血症等有一定疗效。

西蓝花

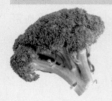

　　　　　　　西蓝花又名绿菜花、青花菜。
西蓝花中的营养成分十分全面，主
要包括蛋白质、碳水化合物、脂
肪、多种矿物质和维生素等，营
养成分位居同类蔬菜之首，被誉

为"蔬菜皇冠"。西蓝花富含抗氧化物维生素C及胡萝卜素，是最好的抗衰老和抗癌食物。西蓝花口味超群，脆嫩爽口，风味鲜美、清香，可热炒、凉拌、做汤，是蔬菜中的精品。

奶油

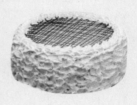

奶油是将牛奶中的脂肪成分经过浓缩而得到的半固体产品，奶香浓郁，可用来涂抹面包和馒头，或制作蛋糕和糖果。奶油在人体的消化吸收率较高，可达95%以上，是维生素A和维生素D含量很高的食物，尤其适合儿童和缺乏维生素A的人食用。

葱

葱是厨房里的必备之物，北方以大葱为主，南方多以小葱为主。它不仅可做调味之品，而且能防治疫病，可谓佳蔬良药。大葱多用于煎炒烹炸，小葱又叫香葱，一般都是生食或拌凉菜用。葱的绿色部分含有丰富的维生素A和维生素C，有舒张小血管，促进血液循环和增强免疫力的作用。葱还可起到发汗、祛痰、利尿作用，是治疗感冒的中药之一。

胡萝卜

胡萝卜颜色靓丽，脆嫩多汁，芳香甘甜，对人体有多方面的保健功能，被誉为"小人参"。胡萝卜富含胡萝卜素，可促进机体的正常生长与发育，维持上皮组织正常结构，防止呼吸道感染，保持视力正常，治疗夜盲症和干眼症。胡萝卜素可清除致人衰老的自由基，所含的B族维生素和维生素C等营养成分也有润皮肤、抗衰老的作用。

芦笋

芦笋，又名龙须菜，状如春笋，风味鲜美芳香，柔软可口，富含膳食纤维，能增进食欲，帮助消化。芦笋所含蛋白质、碳水化合物、多种维生素和矿物质的质量优于普通蔬菜。在西方，芦笋被誉为"十大名菜之一"，是一种健康食品和全面的抗癌食品。芦笋中含有较丰富的维生素A和叶酸，还有适量的B族维生素，绿色主茎的芦笋比白色的含更多的维生素A。经常食用芦笋对心血管病、肾炎、胆结石、肝功能障碍和肥胖均有功效，对膀胱癌、肺癌、皮肤癌和肾结石等也有一定的疗效。

3. 健康食疗室

若想最大限度地摄入维生素A，应注意掌握以下烹饪诀窍：

❶深绿色蔬菜的叶一般比其芽或茎部含更多的维生素A。如：每100克芹菜叶的维生素A含量是488微克，而芹菜茎只有57微克。所以，在食用绿色蔬菜时，不要轻易把叶扔掉。

❷南瓜的黄色就是富含胡萝卜素所致，胡萝卜素进入人体后就会变成维生素A，因此，颜色越深的南瓜所含的维生素A越多。

❸强烈的日光会破坏维生素A，所以经日光晒干的食物维生素A的含量比较少，但罐装或冷冻食品中的维生素A含量反而比较高，可以放心食用。

❹对于动物性食品中所含的维生素A，人体有较好的吸收率，而黄绿色蔬菜等植物性食物中所含的β-胡萝卜素，则依烹调方法的不同，其吸收率也会有所差异。

可见，高效吸收β-胡萝卜素的方法，就是用油来烹调植物性食物。

❺维生素A容易遭氧化破坏，遇热也极不稳定，在做菜时一般会损失10%~20%，甚至达到40%，所以

在烹调蔬菜时应注意采取短暂烹煮的原则，使其稍微软嫩、熟透就可以了。

❻大豆与胡萝卜或南瓜一起烹煮，不仅能消除油腻，还可使维生素A的吸收率提高。

■ 食疗营养餐 ■

酱鸡肝

维生素A

主料：鲜鸡肝1500克。

辅料：醋30毫升，蒜、大料、香叶、葱、姜、白糖、黄酱、酱油、盐各适量。

做法：

❶ 鸡肝用冷水浸泡2～3小时，并换两次水，以去除鸡肝中有毒物质。

❷ 将鸡肝捞出，再冲两遍，然后移入砂锅中，加醋，大火烧开。

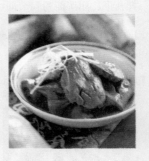

❸ 转小火，加大料、香叶、葱、姜、白糖、黄酱及酱油调色，微火炖1小时。

❹ 加蒜若干粒，继续加热10～15分钟，停火，加盐，自然冷却后放入冰箱随吃随取。

葱爆鸡丁

维生素A+维生素C+维生素E+B族维生素

主料：鸡腿肉150克，笋丁50克。

辅料：干淀粉、鸡蛋清、白糖、料酒、植物油、盐、葱、姜、湿淀粉、酱油各适量。

做法：

❶ 将鸡肉切成小丁，撒上盐腌一下，再加入鸡蛋清及干淀粉调拌均匀，连同笋丁放入大火油锅内炒10分钟，沥去油。

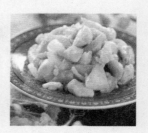

❷ 将葱、姜切成丝，将料酒、酱油、葱丝、姜丝倒入锅内炒拌几下，用湿淀粉勾芡即可。

香干炒韭菜

维生素A+维生素C+B族维生素

主料：韭菜250克，香干150克。

辅料：植物油、酱油、香油、盐、味精各适量。

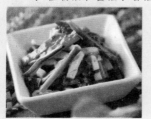

做法：

❶ 将韭菜择洗干净，切成段；香干切成细丝。

❷ 炒锅注油烧热，下入香干丝煸炒，放入韭菜，加酱油、盐、味精炒熟，淋入香油即可。

维生素B₁治病

- 维生素B₁又叫硫胺素、抗神经炎素，是脱羧辅酶的主要成分，能抑制胆碱酯酶的活性，维持胃肠道的正常蠕动和消化腺的分泌。在神经传导中，维生素B₁也发挥着一定的作用。

- 维生素B₁属于水溶性维生素，和所有B族维生素一样，多余的维生素B₁不会贮藏在体内，而会完全排出体外，所以必须每天补充。

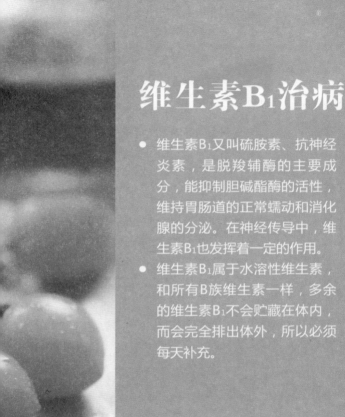

1. 医疗档案馆

在我国，人均每天对维生素B_1的摄入量约为1.2毫克，离RDA（推荐的日摄食量）的要求还差11.3%。其原因可能与中国人习惯热食、熟食有关，因为维生素B_1很容易在加热过程中被破坏，也易溶于水。喜欢吃速食食品、泡面、加工食品的人，如果长期饮食偏颇，就容易造成维生素B_1摄取量不足。

维生素B_1被称为精神性维生素，对神经组织及精神状况有着十分重要的影响，不足时会产生疲倦、健忘、焦虑不安等症状，长期缺乏还会引发脚气病和韦尼克脑病等严重疾病，影响心脏及肌肉功能，甚至造成死亡。1996年6月台湾宜兰靖庐居民的连续死亡事件，便是因维生素B_1不足引起横纹肌溶解症所导致，必须多加注意。

人体对维生素B_1的正常需要量									
年龄（岁）	0	1	4	7	14	15	50	孕妇	哺乳期
日摄取量（毫克）	0.2	0.3	0.4	0.9	男1.5 女1.2	男1.4 女1.3	1.3	1.5	1.8

维生素 B₁
缺乏症

- 目光呆滞、精神萎靡
- 引发多发性神经炎、心情郁闷、注意力不集中、协调性差、记忆力衰退
- 以小麦为主食的欧美人易出现维生素B₁缺乏症，从而引发韦尼克脑病、中枢神经病症
- 疲劳、忧郁、易躁
- 心悸、气喘、心脏肥大
- 肝脏、肾脏功能低下
- 双手颤抖、麻木
- 腰痛
- 食欲不振、体重下降、呕吐、便秘
- 引发脚气病，反射神经异常，全身疲倦，双腿麻木

外科医生：
防治脚气病

　　维生素B₁又被称为抗脚气病因子，其发现经过与人类探索脚气病的治疗过程密不可分。脚气病因身体缺乏维生素B₁引起，主要症状为身体倦怠、心跳、气喘、手脚麻木、下肢肿胀等，严重的还会出现神经麻痹和知觉麻痹。少食精米、多食富含维生素B₁的糙米粗粮可有效预防脚气病；用维生素B₁治疗脚气病有特效，一般治疗几天后症状就会得到明显改善。

维生素 B₁
医疗功效

- 维持脑部神经状态稳定健康
- 促进身体发育
- 保持心脏功能正常
- 促进糖类的分解和消化，缓解疲劳
- 减缓晕机、晕船
- 治疗带状疱疹
- 保持末梢神经功能正常，预防脚气病

神经科医生：
保持大脑和神经功能正常运转

为了保持大脑和神经功能正常运转，我们就要补充足够的热量。一旦热量缺乏，神经功能就会紊乱，从而引起情绪不稳定或焦躁等症状。中枢神经无法使用除了糖类以外的任何来源的热量，因此一旦缺乏维生素B₁而导致热量不足，就会立刻对中枢神经所统领的身体各功能造成不良影响。补充维生素B₁，有助于改善精神状况，维持神经组织、肌肉、心脏活动的正常运转。

内科医生：
缓解疲劳，促进身体发育

热量是维持生命必不可少的东西，糖类（碳水化合物）通过呼吸作用释放热量的过程中，维生素B₁可

32

当作辅酶来促进酶的作用。也就是说，酶若没有维生素 B_1 的帮助，就无法分解糖类而制造出热量来。

一旦维生素 B_1 缺乏，人体即使摄取了大量的糖类，也无法将其转化为热量。而且乳酸或丙酮酸等疲劳物质的积存，也容易引起疲劳，此时适量补充维生素 B_1，可有助于糖类的分解和消化，从而缓解身体疲劳，促进身体发育。

保健医生：

防治蚊虫叮咬

蚊虫叮咬后多数情况下只是皮肤瘙痒，但也可能传染乙脑、疟疾等严重疾病。维生素 B_1 被摄入人体后，经过体内代谢，一部分代谢产物将随汗液分泌到体表。这种代谢产物有一种使蚊子不敢接近的特殊气味，能起到驱蚊的作用。在蚊子肆虐的夏季多食用猪肉、动物内脏等富含维生素 B_1 的食物，外出旅行时口服维生素 B_1 药片等，都不失为简单有效的驱蚊办法。

特殊需求人群

● 食欲不振、患胃肠疾病、头发干枯、记忆力减退、肌肉痉挛的人。

● 抽烟、喝酒、爱吃砂糖、以精米为主食的人。

● 处于妊娠、哺乳期或者服用避孕药的女性。

● 处于紧张状态如生病、焦虑、精神打击、手术后等的人。

补给须知

● 维生素B₁在人体内仅停留3～6小时，多摄入的部分也不会贮藏于体内，因此必须每天补充。

● 加工过于精细的谷物，维生素B₁含量将大大降低。

● 维生素B₁怕高温，容易在烹调时被破坏，但在酸性溶液中稳定性较好。

● 生吃某些鱼类，或饭后服用胃酸抑制剂，会造成其他食物中维生素B₁的流失。

副作用

● 过量补充维生素B₁会出现昏昏欲睡或轻度的喘息症状。

● 每天服用维生素B₁超过5～10克时，可能会出现发抖、疱疹、浮肿、神经质、心跳增快及过敏等症状。

● 大剂量静脉注射可能发生过敏性休克。

2. 天然补给站

维生素B₁最丰富的来源是小麦胚芽及米糠，同时存在于所有谷类、干果及豆类中，动物肝脏及猪肉里的含量也很高，香菇、芹菜、西红柿、茄子等蔬菜中含量也颇可观。

\multicolumn{4}{c}{常见食物维生素B₁含量}			
序号	食物名称	含量 （毫克/100克）	食用标准参考量
1	花生	0.13	每日100克
2	豌豆	0.49	每餐50克
3	黄豆	0.41	每餐40克
4	小米	0.33	每餐50克
5	绿豆	0.25	每日100克
6	鸭肝	0.26	每餐50克
7	猪肝	0.21	每餐50克
8	玉米	0.16	每餐100克
9	木耳	0.17	每次50~70克
10	大葱	0.03	每餐20克

■ 补给榜中榜 ■

花生

　　花生长于滋养补益，有助于延年益寿，所以民间又称为"长生果"。花生是各种食物中维生素B₁含量最高的，常吃可预防脚气病等维生素B₁缺乏症；同时还含有维生素C、维生素E及一定量的锌、硒等微量元素，具有增强记忆力，延缓脑功能衰退，防治动脉硬化和心脑血管疾病等多重功效。

豌豆

　　豌豆营养丰富，籽粒含蛋白质20%~24%，碳水化合物50%以上，还含有脂肪及多种维生素。每100克籽粒中含有维生素B₁高达1.02毫克、还含有维生素B₂、胡萝卜素等。

黄豆

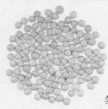

　　黄豆的营养价值很高，被称为"豆中之王""田中之肉""绿色的牛乳"等。黄豆中维生素B₁含量相当高，吃黄豆能补充维生素B₁及其他B族维生素等，对皮肤干燥粗糙、头发干枯者

有好处，可以提高肌肤的新陈代谢，促使机体排毒。

小米

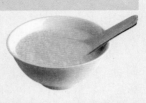

小米又称粟米，性味甘咸、微寒，具有滋养肾气、和胃安眠、清虚热之功效。小米熬粥营养丰富，有"代参汤"之美称。小米不需精制，因而保存了许多维生素和矿物质，其中维生素B$_1$的含量可达大米的数倍，丰富的维生素B$_1$、维生素B$_{12}$使小米具有防治消化不良及口角生疮的功效。

绿豆

绿豆，又叫青小豆，含有多种维生素和钙、磷、铁等矿物质。其中维生素B$_1$含量最高，有"济世之良谷"之说。

鸭肝

鸭肝，鸭杂之一，呈大小双叶，色紫红，质细嫩，味鲜美。适用于炒、炸、卤、熘等多种烹调方法。肝脏是动物体内储存养料和解毒的重要器官，含有丰富的营养物质，具有营养保健功能，是最理想的补血佳品之一。鸭肝中维生素B$_1$及维生素B$_2$的含量丰富，经常食用能保护眼睛，维持正常视力，防止眼睛干涩、疲劳，对皮肤也有好处。

玉米

　　玉米，又名苞谷、棒子、玉蜀黍，有些地区以它作主食，是粗粮中的保健佳品。中美洲印第安人不易患高血压与他们主要食用玉米有关。

　　玉米中的膳食纤维含量很高，能刺激胃肠蠕动，加速粪便排泄，可防治便秘、肠炎、肠癌等。玉米含有丰富的维生素B_1，对人体内糖类的代谢起着重要作用，能增进食欲，促进发育，提高神经系统功能。玉米油则含有较丰富的维生素E，能降低血清胆固醇，预防高血压病和冠心病。

木耳

　　木耳味甘，性平，有排毒解毒、清胃涤肠、和血止血等功效。古书记载，木耳"益气不饥，轻身强志"。木耳富含碳水化合物、胶质、脑磷脂、膳食纤维、葡萄糖、木糖、卵磷脂、胡萝卜素、维生素B_1、维生素B_2、维生素C、蛋白质、铁、钙、磷等多种营养成分，被誉为"素中之荤"。木耳中所含的一种植物胶质有较强的吸附力，可将残留在人体消化系统的灰尘杂质集中吸附，再排出体外，从而起到排毒清胃的作用。

3. 健康食疗室

若想最大限度地摄入维生素B₁，应注意掌握以下膳食诀窍：

❶ 维生素B₁与维生素B₂、维生素B₆一起均衡摄取，效果最好。

❷ 维生素B₁多含于谷物的胚芽及外壳部分，若能少吃精米，改吃糙米、胚芽米、全麦面最好。

❸ 淘米煮饭容易使大米中的维生素B₁流失，所以要快速淘米。

❹ 采用蒸或煮的烹调方法，会大大减少维生素B₁的损失。

❺ 把面粉做成馒头、面包、包子、烙饼时，维生素B₁丢失得最少，尽量避免油炸面食，如小油饼等。

❻ 玉米粉中的维生素B₁更易被破坏，可把玉米粉做成玉米粥、窝窝头，或用饼铛贴玉米饼。

❼ 维生素B₁怕高温，煮面条时，大约有50%的维生素会流失到面汤中，所以要喝些汤。

❽ 直接用油炸肉食或鱼，会严重破坏维生素B₁，如果在表面上挂糊，便可使维生素B₁受到保护。

❾ 做汤时等到水开后再下菜，不要煮的时间过

久，在开水中稍烫一下即可。

⑩ 红烧或清炖肉、鱼时，连汤带汁一同吃可保证维生素B_1的摄取。

⑪ 贝类本身含有破坏维生素B_1的物质，宜加热后食用，以免破坏其他食物中所含的维生素B_1。

⑫ 蒜素与维生素B_1结合成蒜胺，这种物质比原来的维生素B_1更耐热，不易溶于水。所以在做主食时放入葱、蒜调味，得到的就不仅仅是味道了。

⑬ 维生素B_1怕碱性，应避免与含碳酸氢钠的胃肠药一起服用。

⑭ 酒精、咖啡因会破坏维生素B_1，应该小心。

■ 食疗营养餐 ■

豌豆绿豆粥

维生素B_1+维生素B_2+维生素C

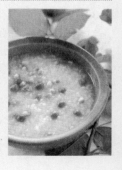

主料：粳米100克，豌豆、绿豆各50克。

辅料：白糖20克。

做法：

❶ 将绿豆、粳米淘洗干净，分别用冷水浸泡发胀，捞出，沥干水分。

❷ 豌豆洗净，焯水烫透。

❸ 锅中加入约1500毫升冷水，先将绿豆放入，用大火煮沸后，再加入

豌豆和粳米，改用小火慢煮。

④ 待粥将煮熟时下入白糖，搅拌均匀，再稍焖片刻即可。

香肠炒油菜

维生素B₁+维生素B₂+维生素C

主料：香肠50克，油菜200克。

辅料：植物油、盐、酱油、料酒、味精、姜末、葱花各适量。

做法：

① 香肠切成薄片；油菜洗净切成短段，梗、叶分置。

② 锅置火上，放油烧热，下姜末、葱花煸炒，然后放油菜梗炒，再下油菜叶炒至半熟，倒入香肠，加入料酒、酱油、味精、盐，用旺火快炒几下即成。

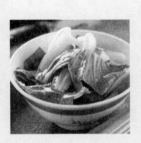

肉菜包子

维生素B₁+维生素B₂+维生素C

主料：面粉400克，猪肉300克，白菜250克。

辅料：虾皮、大油、盐、酱油、葱花、姜、白糖各适量。

做法：

① 将白菜洗净、切碎，挤去水；猪肉剁成肉末。

② 锅中加大油熔化烧热，倒入猪肉末中，然后再加入剁

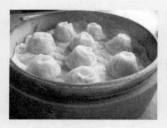

碎的虾皮、酱油、白糖、葱花、碎姜和切碎的白菜，搅拌做馅。

③将发酵的面团加苏打揉匀，搓成长条，制成包子皮，加馅捏成包子，入笼旺火蒸15分钟，即熟。

糖醋里脊

B族维生素

主料：猪里脊肉300克，鸡蛋1个。

辅料：酱油、醋、葱花、料酒、湿淀粉、白糖各适量。

做法：

① 猪里脊肉洗净切小块，放入碗中加湿淀粉、鸡蛋、料酒拌匀，挂糊腌渍15分钟。

② 白糖、醋、湿淀粉各20克，加水20毫升调成糖醋汁。

③ 炒锅烧热放油，七成热时下入挂糊的里脊肉，炸至两面金黄色后捞出沥干油。

④ 锅内留底油，下入葱花煸炒，炒出香味后，将肉块下锅，然后倒入调好的糖醋汁，迅速搅拌，待芡汁均匀地包裹在肉块上时，淋明油即可。

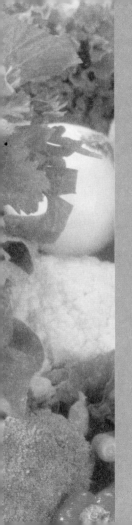

维生素B₂治病

- 维生素B₂又名核黄素，它构成黄素酶类的辅酶，对体内细胞及组织的氧化、还原起重要作用，有促进生长发育和润泽皮肤的功能。

- 维生素B₂呈橙黄色针状晶体状，味微苦，和维生素B₁一样是一种水溶性维生素，水溶液有黄绿色荧光，容易被消化和吸收，不会蓄积在体内，因此必须经常补充。和维生素B₁不同的是，维生素B₂耐热、耐酸，在烹调过程中不易被破坏，但在碱性或光照条件下极易分解，熬粥不放碱就是这个道理。

1. 医疗档案馆

我国缺乏维生素 B_2 的状况十分严重，居维生素缺乏首位，营养素缺乏第二位（第一为钙）。全国人均每天摄入量为0.8毫克，远远低于营养学会推荐的1.3毫克/天的要求。其主要原因是中国人大多以植物性食物为主食，而维生素 B_2 主要存在于动物肝脏、乳酪、杏仁和啤酒酵素中。专家建议，中国人每天应另补充1毫克左右的维生素 B_2。

维生素 B_2 是黄素酶类的辅酶组成部分，在生物氧化的呼吸链中起递氢作用，对神经细胞、视网膜代谢、脑垂体促肾上腺皮质激素的释放和胎儿的生长发育亦有影响；碳水化合物，脂肪和氨基酸的代谢和维生素 B_2 密切相关。维生素 B_2 供给不足，会使皮肤粗糙、皱纹形成，并易引发脂溢性皮炎、口角炎、痤疮、白发等不良症状。

人体对维生素B_2的正常需要量								
年龄（岁）	0	1	4	7	14	15	50	孕妇	哺乳期
日摄取量（毫克）	0.4	0.6	0.7	1.0	男1.5 女1.2	男1.4 女1.2	1.4	1.7	1.7

维生素 B₂
缺乏症

- 易有倦怠感、疲劳感，并易头晕
- 发须受损
- 眼睛充血，容易流泪，在很弱的光线下也会感到刺眼，有异物感，易患白内障
- 患脂溢性皮炎，眼鼻及口附近皮肤有皮屑及硬痂
- 嘴角发红、口腔炎、口唇炎、口角炎、舌炎
- 易患动脉硬化
- 成长期发育停滞
- 阴道瘙痒，肛门、阴部溃烂

对于成年人，维生素B₂缺乏还可引起血红蛋白降低。维生素B₂缺乏会引起贫血，而维生素B₂水平纠正后贫血将得到改善。

内科医生：

保护血管，预防动脉硬化

过氧化脂类是一种能够引起动脉硬化、人体老化、并可致癌的有害物质，血管内壁上的过氧化脂是动脉硬化的主要原因，而动脉硬化则是造成缺血性心脏病、高血压、脑溢血的诱因。研究表明，维生素B₂是分解过氧化脂最有效的物质之一，经常补充维生素B₂，可阻止体内过氧化脂类的形成，保护血管，预防动脉硬化。

维生素 B₂

医疗功效

- 促进肌肤、头发健康生长
- 提高视力，缓解视疲劳
- 消除口腔、舌、唇、口角发炎症状
- 去除过氧化脂质，预防动脉硬化
- 解毒（针对药物、有毒物质）
- 促进指甲健康生长
- 促进胎儿的发育
- 代谢脂肪，避免其囤积于血液及肝脏，有助于减肥

肿瘤科医生：

抑制癌细胞，防治肿瘤

早在1970年，科学家通过动物试验发现，维生素B₂有明显的抑制癌细胞的作用。近年进一步研究证明，维生素B₂参与了去偶氮化作用，可抑制化学物质偶氮苯类（简称DAB）物质的致癌作用。偶氮化合物的偶氮基被消除后就失去了致癌活性。目前多种致癌因素中，90%为化学因素，其中偶氮苯类物质的致癌作用很强，因而维生素B₂能对抗这类化学物质，其抗肿瘤作用是相当重要的。

保健医生：
加快脂肪代谢，分解有毒物质

防止肥胖除了要减少脂肪的摄取量外，还要使体内的脂肪充分代谢，这就需要维生素B_2的大力协助。维生素B_2可以帮助脂类代谢，加快体内脂肪物质的分解，在减肥过程中补充足量的维生素B_2，能使减肥效果事半功倍。

维生素B_2还有一个独特的功能，就是可分解药物、毒物所含的有毒物质，而且与胆汁酸及胆固醇的合成作用也有密切关系。

美容医生：
保护皮肤健康，促进毛发生长

我们所吃的米、面以及油类，在体内都能转化为人体脂肪。当超过人体需要量时，脂肪会从皮肤的皮脂腺孔排出皮肤表面，或储存于毛孔内。毛孔内的脂肪常是螨虫和化脓菌繁殖的地方，所以脂肪多容易长粉刺、毛囊炎及酒糟鼻等。维生素B_2不足是促使这些病症发生的重要因素。因为脂肪"燃烧"时需要大量的维生素B_2，缺乏维生素B_2，脂肪就会储备于毛孔中，使皮肤分泌物增加，长出粉刺等。

充足的维生素B_2与维生素A"合作"，能够浅化皮肤皱纹，消除皮肤斑点及防治末梢神经炎，使皮肤保持健康美丽。同时，维生素B_2还具有促进毛发和指甲生长的作用。

特殊需求人群

● 长期处于紧张状态者。

● 素食者或不常吃乳制品及肉类食物者。

● 患糖尿病或溃疡，长期控制饮食的人。

● 服用避孕药者、孕妇及哺乳妇女。

补给须知

● 维生素B_2多余部分不会蓄积在体内，需每日补充。

● 同时摄取维生素B_2、维生素B_6、维生素C及烟酸效果最佳。

● 食用高热量食品时，必须配合摄取更多维生素B_2。

● 膳食中如果没有足够的维生素B_2，即使有丰富的蛋白质，也不能为身体组织所利用。

● 牛奶是维生素B_2含量丰富的食品，其他乳制品及动物肝脏中亦富含维生素B_2。

● 维生素B_2可降低抗生素，如链霉素、四环素等的抗菌活性，不宜同服。

副作用

● 维生素B_2没有毒性，但若一次摄入过多，可能引起瘙痒、麻痹、刺痛、灼热等不适症状。

● 摄取大量的维生素B_2，特别在没有搭配服用其他抗氧化剂时，会导致对阳光过敏。

2. 天然补给站

　　维生素B₂广泛存在于植物和动物性食物中，动物性食物中维生素B₂的含量较植物性食物高。动物肝脏、心、肾、乳类及蛋类食物含维生素B₂尤为丰富，豆类食物中也较丰富，绿叶蔬菜和野菜中也含有大量的维生素B₂。乳制品是维生素B₂最佳来源之一，经发酵的乳制品，特别是各种不同的奶酪、酸奶和酪乳中维生素B₂的含量最多。

常见食物维生素B₂含量			
序号	食物名称	含量 （毫克/100克）	食用标准参考量
1	羊肝	1.75	每餐50克
2	口蘑	0.08	每餐30克
3	猪肝	2.08	每餐50克
4	紫菜	1.02	每次15克
5	鳝鱼	0.98	每餐50克
6	鸡心	0.26	每餐50克
7	螃蟹	0.28	每次80克
8	桂圆	0.14	每天5颗
9	猪心	0.48	每餐50克
10	豆豉	0.09	每天40克

■ 补给榜中榜 ■

羊肝

　　羊肝味甘、苦，性凉，有益血、补肝、明目的作用。羊肝含铁丰富，铁是产生红细胞必需的元素，一旦缺乏便会感觉疲倦，面色青白，适

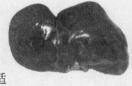

量进食可使皮肤红润；羊肝中富含维生素B_2，维生素B_2是人体生化代谢中许多酶和辅酶的组成部分，能促进身体的代谢；羊肝中还含有丰富的维生素A，可防止夜盲症和视力减退，有助于对多种眼疾的治疗。

口蘑

　　口蘑是生长于蒙古草原上的一种白色伞菌属野生蘑菇，一般生长在有羊骨或羊粪的地方，味道异常鲜美，已有300多年的加工历史。口蘑不仅味道鲜美，营养成分也十分丰富。据化验，口蘑中不仅含有蛋白质、糖类、脂肪、膳食纤维，还含有大量的维生素B_2、维生素C及钾、磷、钙、铁等矿物质、氨基酸，素有"高级蔬菜"之称。长期食用能降低人体的血压和胆固醇，增强人

体对肝炎、软骨病的防治能力，并有一定的防癌抗癌作用。

紫菜

紫菜是一种红藻类海生植物，食用和药用价值都很高，有"长寿菜"的美称。紫菜含有丰富的维生素和矿物质，特别是维生素A、维生素B₂、维生素C、维生素E等。它所含的蛋白质与大豆差不多，是大米的6倍，维生素A约为牛奶的67倍，维生素B₂比香菇多9倍，维生素C为卷心菜的70倍。还含有胆碱、胡萝卜素、维生素B₁等多种营养成分。

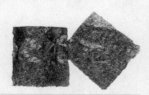

鸡心

鸡心属于内脏类，许多女性对其望而却步。其实这是不必要的担心，因为鸡心与鸡肝、鸡肾不同，其中脂肪和胆固醇含量较低，也不参与废物的排泄和污染的处理，故而可以放心食用。更重要的是，鸡心中维生素B₂、维生素B₁、烟酸、铁、锌、铜等营养素的含量比肌肉部分高得多。

螃蟹

螃蟹乃食中美味，素有"一盘蟹，顶桌菜"的民谚。螃蟹营养丰富，含有多种维生素，其中维生素B₂是肉类的5~6倍，比鱼类高出6~10倍，比蛋类高出2~3倍。维生素B₁及磷的含量比一般鱼类高出6~10倍。此外还含有丰富的蛋白质、脂肪及磷、钙、铁等矿物质。螃蟹壳除含丰富的钙外，还含有蟹红素、蟹黄素等。

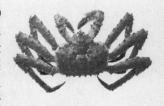

桂圆

桂圆亦名龙眼、益智、骊珠等，新鲜桂圆肉质极嫩，汁多甜蜜，烘成干果后即可入药。桂圆中含有葡萄糖、蔗糖和维生素A、维生素B₂、维生素C等多种营养素，是健脾益智的传统食物，对失眠、心悸、神经衰弱、记忆力衰退、贫血有较好的疗效。

猪心

自古即有"以脏补脏""以心补心"的说法，猪心能补心，治疗心悸、怔忡等。据现代营养学分析证明，猪心是一种营养十分丰富的食品，它含有蛋白质、脂肪、钙、磷、铁、维生素B₁、维生素B₂、维生素C以及烟酸等，对加强心肌营养，增强心肌收缩力有很好的功效。

3. 健康食疗室

若想最大限度地摄入维生素B₂，应注意掌握以下膳食诀窍：

❶水溶性的维生素B₂虽然耐热，但调理时会溶于烹煮的液体中，故须避开水和酒精。

❷用纸盒来装牛奶，可以避免受到光照等因素影响而造成维生素B₂的损失。

❸维生素B₂对光和热不太稳定，烹调时损失最大可达75%。

❹发酵大豆杆菌可增加大豆中的维生素B₂。

❺由于维生素B₂容易在水中分解，所以做鱼时，汤汁中含有大量的维生素B₂，要喝掉鱼汤。

❻鱼皮中维生素B₂的含量很高，平均为鱼肉中的2～3倍。在吃鱼时，不要因为鱼皮不好吃而丢弃它。

■ 食疗营养餐 ■

豉油豆腐

维生素B₂+维生素A+维生素E

主料：豆腐300克，豆豉30克。

辅料：酱油、红油、白糖、盐、味精各适量。

做法:

1. 豆豉用清水洗净,放入小碗内,加入适量开水,上笼蒸10分钟取出,将汁滗入另一小碗内待用。

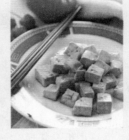

2. 豆腐放入小盆中,加入凉开水,置火上煮一下,捞出沥干水分,用刀划成4厘米长、3厘米宽、0.5厘米厚的长方块,再用手轻轻按一下,使其成梯形。

3. 向豆豉汁内加入酱油、白糖、盐、味精和红油,调拌均匀,浇在豆腐上即成。

五彩炒饭

B族维生素+维生素A

主料: 米饭(温热)2碗,煮熟的鸡肝80~150克。

辅料: 胡萝卜小半根,长葱1/4根,鸡蛋1个(打散),红辣椒、酱油、色拉油、盐、胡椒各适量。

做法:

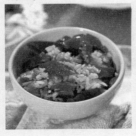

1. 鸡肝切成丁,用酱油腌制;所有蔬菜切成丁。

2. 在锅中加入色拉油加热,煸炒红辣椒、胡萝卜和葱,加入盐。将饭倒入其中煸炒,至饭粒松散时,加入鸡肝翻炒。

3. 将鸡蛋沿锅壁缓缓浇下,撒上盐和胡椒调味即可。

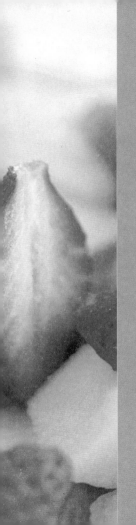

维生素B6治病

- 维生素B6是机体内许多重要酶的辅酶，参与氨基酸的脱羧作用、色氨酸的合成、含硫氨基酸的代谢和脂肪酸的代谢等生理过程，是动物正常发育、细菌和酵母繁殖所必需的营养成分。妇女雌激素和皮脂激素代谢也需要维生素B6，因此它也被昵称为"女性的维生素"。

- 维生素B6是一种很有"合作精神"的维生素，它与维生素B1、维生素B2合作共同完成食物的消化分解及对皮肤的帮助；它与铁合作防治贫血；人体内60多种酶需要它的支持；吸收维生素B12时，它是必不可少的；制造盐酸和镁时，它也是不可或缺的。

1. 医疗档案馆

　　维生素B₆在体内许多组织中被发现，尤以肝中浓度为高。许多食物中都含有维生素B₆，人体肠道内的细菌也能合成少量的维生素B₆，所以一般不容易出现维生素B₆缺乏症。不过中国营养学会有资料指出，我国老年人中维生素B₆缺乏的发生率较其他人群高。

　　严重的维生素B₆缺乏已很罕见，但轻度缺乏较多见，通常与其他B族维生素缺乏同时存在。维生素B₆缺乏会导致眼、鼻与口腔周围皮肤发炎，个别还有精神症状，如易激动、忧郁和性格改变等。维生素B₆缺乏还可以引起色氨酸代谢失调，尿中黄尿酸排出增高。维生素B₆缺乏对幼儿的影响比成人要大，儿童缺乏时可出现烦躁、肌肉抽搐和惊厥、呕吐、腹痛以及体重下降等症状。

人体对维生素B₆的正常需要量								
年龄（岁）	0	1	4	7	14	15	50	孕妇	哺乳期
日摄取量（毫克）	0.1	0.5	0.6	0.7	1.1	1.2	1.5	1.9	1.9

维生素 B₆
缺乏症

- 影响老年人的认知能力，引起老年痴呆症
- 脱发
- 神经过敏，失眠，口腔炎、舌炎、脂溢性皮炎，易患湿疹、荨麻疹
- 口臭，易患龋齿
- 摄取脂肪较多的人易患脂肪肝
- 妊娠初期抽筋严重
- 虚弱、贫血
- 胃、肠溃疡
- 腿抽筋、四肢麻木、末梢神经炎
- 婴幼儿肌肉抽搐
- 走路协调性差

 科医生：
防治贫血和糖尿病

维生素B₆与铁是制造红细胞的主要物质，如果缺乏维生素B₆，即使摄入大量的铁，人体仍然会贫血，所以补血除了补铁，还要注意补充适量的维生素B₆。

有人称维生素B₆为"糖尿病的特效药"，对于糖尿病患者来说，缺乏维生素B₆会阻碍胰岛素的产生。法国、意大利及日本均有报道，维生素B₆低于正常值的糖尿病患者，每日供给100毫克维生素B₆，6周后四

肢麻木及疼痛等症状会减轻或消失。平时多吃糙米、面粉、鸡蛋、白菜、干酵母等富含维生素 B_6 的食物，同样对防治糖尿病有效。

外科医生：
抗过敏，防腿脚抽筋

维生素 B_6 是维持正常的免疫功能所不可缺少的营养物质，如果缺乏它，人体容易出现过敏反应。过敏是一种很难治疗的症状，不过有的人可以通过摄取维生素 B_6 来减轻过敏症状，配合维生素C一起使用效果更佳。

除此之外，维生素 B_6 还关系到有抑制刺激作用的神经传导物质的合成，睡觉时腿脚抽筋的人就有可能是缺乏维生素 B_6，婴幼儿如果缺乏维生素 B_6 还会引起

维生素 B_6
医疗功效

- 防止组织器官老化
- 缓解呕吐
- 保持皮肤健康，维护神经功能正常
- 解毒
- 具有抗过敏作用
- 利于脂类代谢，预防脂肪肝
- 减轻妊娠初期的抽筋症状，缓解月经前紧张症状
- 利尿
- 促进发育

痉挛。及时补充维生素B6，可使上述症状得到很大缓解，直至消失。

妇科医生：
治疗"经前综合征"，减轻妊娠反应

临近月经，女性会显得焦躁不安、情绪低落，还伴有肩膀酸痛、腰痛等各种症状。不少女性都有这类的烦恼。出现在月经前的周身不适，称之为"经前综合征"。其原因是经前雌激素的分泌增加。雌激素的分泌增加时，血液中的维生素B6浓度就会降低，于是，身体、心情便多有不适之感。摄取维生素B6，即可治疗"经前综合征"。

另外，妊娠早期的反应，也是因为氨基酸的一种——色氨酸代谢异常所造成的。而维生素B6能够使氨基酸的代谢恢复正常，减轻妊娠反应。

保健医生：
解毒利尿，提高人体免疫力

缺乏维生素B6，许多食物就不能被吸收利用，人体得不到充足营养，而未分解的食物在人体内就会产生毒素。补充维生素B6对毒素的解除大有帮助。另外，维生素B6还是一种天然的利尿剂，有助于提高人体免疫力，预防皮肤癌、膀胱癌、肾结石等多种疾病。

特殊需求人群

- 贫血症、糖尿病、脂溢性皮炎、口舌炎症、"三高"症（高血压、高血脂、高血糖）患者。

- 使用青霉素胺做治疗的关节炎患者。

- 服用避孕药的女性、婴儿、孕妇和乳母。

- 爱吃糖的儿童及处于成长期的少年。

- 吸烟、酗酒者及食用大量高蛋白质食物的人。

- 近期有严重灼伤或外伤者。

补给须知

- 可以买到长效的维生素B6，作用时间最长可达10小时。

- 不论锭剂或胶囊，吞服维生素B6补充品时都不可咬碎，并宜在饭间或饭后立即服用，以减轻对胃部的刺激。

- 帕金森氏综合征的患者在接受左旋多巴治疗时，切勿服用维生素B6补品。

副作用

- 每天服用2～10克，会引起神经功能紊乱。

- 孕妇妊娠期久服维生素B6，容易使胎儿患上维生素B6依赖症。

- 长期大量服用维生素B6可导致严重的周围神经炎，出现神经感觉异常，进行性步态不稳，手、足麻木；停药后症状虽可缓解，但仍可感觉软弱无力。

2. 天然补给站

维生素B₆的食物来源很广泛，动植物中均含有，但一般含量不高。含量最高的为白色肉类（如鸡肉和鱼肉）；其次为动物肝脏、豆类和蛋黄等；水果和蔬菜中维生素B₆含量也较多；含量最少的是柠檬类水果、奶类等。

常见食物维生素B₆含量			
序号	食物名称	含量 （毫克/100克）	食用标准参考量
1	葵花子	1.25	每次80克
2	金枪鱼	0.43～0.90	每餐100克
3	黄豆	0.81	每餐40克
4	核桃	0.73	每次20克
5	胡萝卜	0.70	每餐1根（约70克）
6	鸡肉	0.32～0.68	每餐100克
7	扁豆	0.56	每餐50克
8	榛子	0.54	每次20颗
9	香蕉	0.51	每天1～2根
10	牛肉	0.44	每餐80克

■ 补给榜中榜 ■

葵花子

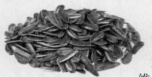

葵花子是向日葵的种子，含有大量的油脂，可作零食、糕点的原料，还是重要的榨油原料。葵花子是维生素B₁、维生素B₆和维生素E等营养物质的重要来源，每天一把葵花子，对安定情绪、防止细胞衰老和预防成人疾病有很大的益处。葵花子中还含有丰富的铁、锌、钾、镁等矿物质，常吃能预防贫血。

金枪鱼

金枪鱼味道鲜美，不论是食肉还是做汤，都清鲜可口，引人食欲，是人们日常饮食中比较喜爱的食物。金枪鱼营养丰富，高蛋白质而低脂肪，含有丰富的铁、磷、钙、钾、碘、镁等矿物质，还含有大量的维生素A、维生素D、维生素B₁、维生素B₆等营养素，有滋补健胃、利水消肿、通乳、清热解毒、止咳下气的功效。

核桃

核桃与扁桃、腰果、榛子并称为世界著名的"四

大干果"，味美且营养价值极高，
被誉为"万岁子""长寿果"。
核桃中含有丰富的B族维生素，
尤其是维生素B₆，有健脑、增
强记忆力及延缓衰老的作用。由
于其富含维生素B₆和亚香油酸，常
吃还可乌发润肤，是人体理想的肌肤美容剂。

鸡肉

鸡肉肉质细嫩、味道鲜美，营养丰富，
能滋补养身。鸡肉中含有对人体生长发育
起重要作用的磷脂类，是中国人膳食结
构中脂肪和磷脂的重要来源。丰富的
蛋白质、脂肪、维生素B₆及其他B族
维生素、铁、钙、磷、钠、钾等营养
成分，使鸡肉具有温中益气、补精添
髓、强腰健骨的良好功效。

榛子

榛子被誉为"坚果之王"，味道香美，营养丰富。
其果仁中除含有蛋白质、脂肪、糖类外，胡萝卜素和维
生素B₁、维生素B₂、维生素B₆含量也较高；人体所需的8
种氨基酸样样俱全，且含量远远高于核桃；钙、磷、
铁含量也高于其他坚果。榛子能补脾胃、益气力、明目
健行，并对消渴、盗汗、夜尿频多等颇有疗效。

香蕉

香蕉营养丰富、热量低，含有称为"智慧之盐"的磷，还是色氨酸和维生素B_6的超级来源。维生素B_6可帮助人体产生多巴胺、肾上腺素这些振奋精神的神经传导物质，因此在人感觉乏力的时候，吃根香蕉可以帮助补充能量。香蕉还含有丰富的矿物质，特别是钾离子的含量较高，一根中等大小的香蕉就含有451毫克的钾，常吃有健脑的作用。

牛肉

牛肉是中国人的第二大肉类食品，味道鲜美，享有"肉中骄子"的美称。牛肉富含蛋白质，氨基酸组成比猪肉更接近人体需要，能提高机体抗病能力，对生长发育及术后、病后调养的人在补充失血、修复组织等方面特别适宜。牛肉中还含有足量的维生素B_6，可增强人体免疫力，促进蛋白质的新陈代谢和合成，从而有助于紧张训练后身体的恢复。

3. 健康食疗室

若想最大限度地摄入维生素B₆，应注意掌握以下膳食诀窍：

❶ 维生素B₆易溶于水，烹煮含维生素B₆的食物时，应避免使用太多水。

❷ 避免食物暴露在光线中，这样可以让维生素B₆少受损失。

❸ 不给水果和蔬菜削皮，削皮容易造成维生素的流失，最好洗干净农药后直接食用。

❹ 少食用快餐。过多食用快餐、劣质食品、可乐和软饮料等，有进一步消耗肝脏内储存的维生素B₆的倾向。

❺ 罐装蔬菜的维生素B₆含量会降低一半以上。

❻ 富含维生素B₆的花生是女性不妨多摄取的营养补给食品。

■ 食疗营养餐 ■

莴笋黄豆排骨汤

维生素B₆+维生素A+维生素B₁+维生素C

主料：黄豆150克，猪排骨500克，莴笋100克。

辅料：姜5克，盐3克。

做法：

❶ 莴笋洗净切块，黄豆用清水浸30分钟。

❷ 猪排骨放入滚水中煮5分钟，捞起洗净。

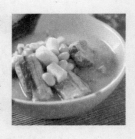

❸ 水适量放入煲内烧开，黄豆、莴笋、姜、排骨放入煲内煲滚，慢火煲3小时，下盐调味。

老母鸡汤

维生素B6+维生素E

主料：老母鸡1只，猪排骨2块。

辅料：葱段、姜片、料酒、盐、味精各适量。

做法：

❶ 老母鸡和排骨洗净，分别放入沸水锅内焯一下，捞出，再用清水洗净。

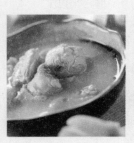

❷ 将鸡和排骨放入锅中，加入足够多的水，下葱段、姜片、料酒、盐，大火烧开后，用小火焖约3小时（以水不沸腾为宜，使鸡肉和排骨中的蛋白质、脂肪等营养物质充分溶于汤中），直至鸡肉脱骨，加入味精调味，即可食用。

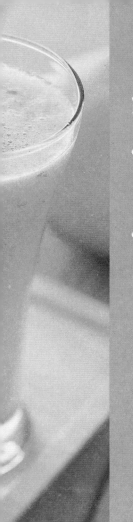

维生素B₁₂治病

- 维生素B₁₂是唯一含必需矿物质的维生素，因含钴而呈红色，又称为红色维生素，是少数有色的维生素之一。

- 在所有的B族维生素中，维生素B₁₂是人类和其他哺乳动物所需要的最有效力的营养成分。它在蔬菜中含量很少，主要存在于动物性食物中。它在肠道内停留时间较长，大约需要3小时，在吸收时只有与钙结合，才能有利于人体的功能活动。人体维生素B₁₂需要量极少，只要饮食正常，几乎不可能缺乏。但少数吸收不良的人及素食者仍需特别注意。

1.医疗档案馆

　　维生素B12虽属于B族维生素，却能储藏在肝脏中，其在肝脏内的储存可以供3～6年之需，用尽储藏量后，经过半年以上才会出现缺乏症状。因此，缺乏维生素B12的人十分罕见。

　　相比而言，素食主义者、恶性贫血、部分或全部胃切除者以及寄生虫感染者较容易出现缺乏维生素B12的现象。缺乏维生素B12的常见症状是：虚弱、减重、背痛、四肢刺痛、神态呆滞、精神或其他神经功能失常等。也有可能引起贫血症，但非常少见。

人体对维生素B12的正常需要量								
年龄（岁）	0	1	4	7	14	15	50	孕妇	哺乳期
日摄取量（微克）	0.4	0.9	1.2	1.2	2.4	2.4	2.4	2.6	2.8

内科医生：

预防恶性贫血，维持神经系统健康

维生素 B₁₂ 与叶酸一起帮助合成红细胞中的血红蛋白。如果体内缺乏维生素 B₁₂，造血过程无法顺利进行，红细胞减少，可能形成异常的巨红细胞，出现恶性贫血。

在发现维生素 B₁₂ 以前，患该病者无药可救，必死无疑，故称其为"恶性贫血"。现在，我们可通过补充叶酸和维生素 B₁₂ 来治疗，而且效果不错，恶性贫血已经不是什么可怕的疾病了。

维生素 B₁₂ 对维持神经系统的健康是必需的，维生素 B₁₂ 与神经组织髓鞘中脂蛋白合成有关，缺少这种脂蛋白，神经纤维易发生坏死以及大脑损伤。

▌维生素 B₁₂
▌缺乏症

- 眼睛、皮肤发黄
- 头痛、郁闷、神经过敏，注意力不集中，记忆力下降
- 唇、舌、牙龈发白，牙龈出血、痉挛，味觉衰退
- 心悸、气喘
- 恶性贫血，身体虚弱，体重下降
- 食欲不振、消化不良、易腹泻等
- 脊髓变形，神经和周围神经退化
- 女性月经不顺
- 四肢刺痛

维生素 B₁₂
医疗功效

- 使情绪稳定，提高记忆力和集中注意力
- 促进红细胞形成及再生，防止恶性贫血
- 维持神经系统健康
- 抗脂肪肝
- 增强平衡感

儿科医生：
增进食欲，促进儿童生长发育

维生素B₁₂能促进血红蛋白的生成，它是脱氧核糖核酸（DNA）在机体生长和机体修复过程中的推进器，而DNA是蛋白质在合成过程中的重要物质，可促进蛋白质的合成。因此维生素B₁₂有帮助消化、增进食欲的作用，对少年儿童的生长发育尤为重要。

妇科医生：
缓解经期不适

维生素B₁₂与叶酸一起可促进合成红细胞中的血红蛋白，帮助补血。在月经前期服维生素B₆和维生素B₁₂，可以缓解焦虑、疼痛等不适症状。

保健医生：
改善睡眠，调整时差

睡眠质量不高是现代人的烦恼之一。晚上睡不着，白天又发困，这样的生活若持续下去，身体的生物钟就会出现紊乱，就无法按照自己的意愿作息。

维生素B₁₂会对中枢神经、大脑的功能产生作用。只要摄取足够的量，就能够有效地恢复生物钟规律。因此出国旅行时，可借助维生素B₁₂解决时差问题。

特殊需求人群

● 老人、素食且不吃蛋和乳制品的人。

● 大量饮酒者。

● 蛋白质摄入量较大的人。

● 月经期间或月经前的妇女。

● 孕妇及哺乳期的妇女。

补给须知

● 维生素B₁₂最好的补充品是复合B族维生素。

● 维生素B₁₂与叶酸一起摄取效果最好，但大量服用叶酸会降低血液中维生素B₁₂的浓度，使恶性贫血的症状不易被发现。

● 维生素B₁₂不易被胃吸收，大部分是经由小肠吸收，故长效型锭剂效果较好。

● 严重缺乏维生素B₁₂时，医师多以注射方式补充。

● 老年人摄取维生素B₁₂比较困难，因此必须通过注射予以补充。

● 食欲不振、消化不良、舌头发炎、失去味觉等症状，便是缺乏维生素B₁₂的警讯。

副作用

● 维生素B₁₂过量会导致叶酸缺乏。

● 维生素B₁₂过量可能出现哮喘、湿疹、面部浮肿、寒战等过敏反应。

● 服用维生素B₁₂过量可能发生心前区痛、心悸，常能使心绞痛病情加重或发作次数增加。

● 维生素B₁₂治疗慢性疲劳综合征时，如摄入过量会导致精力过旺，难以入睡。

2. 天然补给站

在人类的饮食中，维生素B_{12}的主要来源是各种动物性食物，肝脏中维生素B_{12}的含量最高，其次是肾、心、肉、鱼和蛋乳类等。植物性食物几乎没有维生素B_{12}，但我国传统的发酵豆制品如豆腐乳、豆豉、黄酱、酱油等，由于微生物的生长而含有维生素B_{12}，其中有些制品的含量还较高。

常见食物维生素B_{12}含量			
序号	食物名称	含量 （微克/100克）	食用标准参考量
1	牛肝	60	每餐50克
2	猪心	25	每餐50克
3	青鱼	14	每餐100克
4	臭豆腐	1.88～9.80	每次小半块
5	虾	5	每次40克
6	牛瘦肉	2～3	每餐80克
7	鳕鱼	0.5～0.8	每餐100克
8	腐乳	0.42～0.715	每次小半块
9	火腿	0.6	每次50克
10	鸡肉	0.4～0.5	每餐100克

■ 补给榜中榜 ■

牛肝

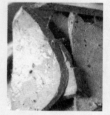

牛肝味甘性平，有补血、养肝、明目之功效，其色泽和质地均与猪肝相近，但成菜后口感略硬于猪肝。牛肝中含有丰富的维生素A、维生素B$_{12}$及铁、锌等营养素，对缺铁性贫血、性功能低下等病症有一定疗效。

青鱼

青鱼体大、肉厚、多脂、味美，刺大而少，富含营养，每百克肉含蛋白质19.5克、脂肪5.2克，并含有大量的维生素B$_{12}$、维生素D等，是淡水鱼中的上品。一般家庭食用多红烧、糖醋、红焖、熘片、熏制等。南方江、浙、两湖等省还将青鱼加工风干，用于烧肉、炖肉，有特殊风味。

虾

虾肥嫩鲜美，不腥无刺，是老少咸宜、滋补壮阳的妙品。虾肉所含蛋白质是鱼、蛋、奶的数倍乃至数十倍，另含丰富的钾、碘、镁、磷等矿物质及维生素A、维生素B$_{12}$及氨茶碱等，且肉质松软、易消化，对身体虚弱以及病后需要调养的人极好。经常食用虾肉，能保护心血管系统，预防高血压及心肌梗死。虾可通乳，且富含磷、钙，小儿、孕妇尤宜食用。

鳕鱼

鳕鱼含丰富的蛋白质、维生素A、维生素B₁₂、维生素D、钙、镁、硒等营养素，营养丰富、肉味甘美；鱼肉中含有丰富的镁元素，对心血管系统有很好的保护作用，有利于预防高血压、心肌梗死等心血管疾病，有活血祛瘀的功效；鳔有补血止血的作用；骨能治脚气；肝油能敛疮清热消炎。

火腿

火腿即腌制过的猪肉，因其色泽鲜红似火、味美可口，所以称为"火腿"。火腿内含有供给人体需要的蛋白质、脂肪、碳水化合物、B族维生素和各种矿物质等营养成分，也是维生素B₁₂的很重要的来源，具有养胃生津、益肾壮阳、固骨髓、健足力、愈创口的功效，适合加工成多种佳肴。

3. 健康食疗室

若想最大限度地摄入维生素B12，应注意掌握以下膳食诀窍：

❶ 酒是维生素B12的天敌，在烹制时，要注意去腥和保护维生素B12的平衡，尽量减少用酒量。

❷ 水也是维生素B12的天敌之一，如果烹调时用水过多，菜中的维生素B12含量会大大降低。

❸ 唾液能使维生素B12更好地被身体组织吸收，细嚼慢咽能使更多的唾液下咽，从而吸收更多的维生素B12。

❹ 咖啡中的物质能分解维生素B12，补充维生素B12期间要减少咖啡的饮用量。

❺ 动物肝脏富含维生素B12和其他维生素，是营养价值很高的食品。

❻ 发酵豆制品中也含有较多的维生素B12，是素食者补充维生素B12的理想来源。

■ 食疗营养餐 ■

桂圆糟青鱼

维生素B12+维生素D

主料：桂圆30克，青鱼中段500克，笋片100克。

辅料：熟大油50克，姜、蒜各5克，香糟100克，盐8克，汤750毫升，料酒适量。

做法：

❶ 将青鱼中段洗净后，切成5厘米长、2厘米宽的块，盛入钵内，加盐拌匀，腌约1小时。

❷ 将香糟放入碗内，加料酒、清水调稀后，将青鱼块拌和，糟4小时左右取出，即成糟青鱼。将桂圆去核留肉，切碎，待用。

❸ 锅内倒油烧热爆香姜、蒜，放入笋片、桂圆肉炒软后，加入调味品和水，放入糟青鱼，用小火熬熟即可。

清蒸大虾

维生素B₁₂+维生素A

主料：大虾500克，生菜75克。

辅料：葱段、姜片各10克，盐8克，胡椒粉3克，味精3克，料酒10毫升，鸡油8毫升，姜末2克，醋5毫升。

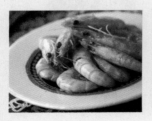

做法：

❶ 将大虾剪去须枪，从触角处剪一刀，捞出沙包，再在颈脊至尾部剪几刀，割断肚筋，洗净后放入盆内，用盐、料酒、味精、胡椒粉腌渍入味；生菜切段。

❷ 将腌过的大虾整齐地摆在盘中，淋上鸡油，放上葱段、姜片，上笼蒸7分钟，取出后拣去葱段、姜片不用；生菜段配在盘边做点缀。上席时，配用姜末、醋调成的姜醋汁食用。

酸菜炒牛三星

维生素B₁₂+维生素A+维生素B₂+维生素B₆

主料： 酸白菜400克，牛肉100克，牛肝100克，牛肚50克。

辅料： 葱15克，红辣椒25克，蒜、豆豉、白糖、植物油、姜汁、料酒、醋、淀粉各适量。

做法：

❶ 取用酸白菜茎斜切为片，放在锅中烘干后，加上白糖、植物油炒匀；将牛肝用姜汁、料酒腌过；葱洗净切段；蒜剥去蒜衣拍碎剁成蒜蓉；红辣椒洗净切成段；淀粉加水适量调匀成湿淀粉。

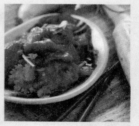

❷ 烧锅放入植物油，待油烧至4成热，把牛肉、牛肝放入炒至熟，倾在笊篱里；利用锅中余油，将葱段、蒜蓉、红辣椒、酸菜片、牛肉、豆豉放在锅中，加入料酒，加入生的牛肚，用糖、醋、湿淀粉调匀为芡，加上明油，炒匀便成。

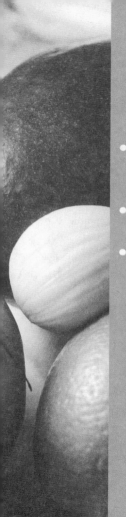

维生素B₃治病

- 维生素B₃又称烟酸、尼克酸，属水溶性B族维生素的一种。烟酰胺是它在动物体内的重要存在形式。

- 烟酸和烟酰胺在体内与蛋白质结合而形成辅酶，参与机体氧化还原。

- 烟酸是B族维生素中人体需要量最多者，它作为其他化合物中摄取或释放氢的酶的辅酶而发挥作用，与维生素B₂在人体中的作用相同。烟酸不但维持着消化系统的健康，也是性激素合成不可缺少的物质。在防治糙皮病和减缓压力方面，烟酸的作用也绝不容忽视。

1. 医疗档案馆

　　烟酸在谷类、豆类及肉类食品中广泛存在，而且含量丰富，一般不容易发生烟酸缺乏症。新中国成立早期，人民生活水平较低，这种病在农村较多。随着人民生活水平的提高，烟酸缺乏症在临床上已很难见到。但近年来，人们发现，此病又有卷土重来之势。主要原因是现代人过量饮酒。饮酒可使人体烟酸及前体色氨酸、维生素B_6摄取不足。长期饮酒还可导致慢性酒精中毒，使人体肝脏对烟酸利用不充分，而出现烟酸缺乏症。

　　烟酸缺乏症即糙皮病。其前期症状表现为疲劳、乏力、工作能力减退、记忆力差及经常失眠；典型症状是皮炎（Dermatitis）、腹泻（Diarrhea）和痴呆（Dementia），即所谓"三D"症状。预防烟酸缺乏

人体对维生素B_3的正常需要量								
年龄（岁）	0	1	4	7	14	15	50	孕妇	哺乳期
日摄取量（毫克）	2	6	7	9	男15女12	男14女13	13	15	18

症，要注意膳食均衡，提倡健康的生活方式，谨防饮酒过量。

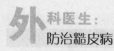

防治糙皮病

糙皮病的发生与烟酸缺乏有关。糙皮病又称癞皮病，流行在以玉米或高粱为主食的地区。人从食物中获取烟酸和色氨酸，后者在体内转化为烟酸，但玉米和高粱中的烟酸以结合形式存在，不能被人体所利用，同时色氨酸含量又低，因此，这些地区的人容易烟酸缺乏。烟酸在体内参与糖、脂肪和蛋白质的氧化分解和组织呼吸，其含量不足可致代谢紊乱，出现皮肤、神经和消化道症状，表现为腹泻、痴呆、皮炎等"三D"症状。补充烟酸，即可对糙皮病标本兼治。

维生素 B₃ 缺乏症

- 畏强光
- 头痛、头晕、不安、记忆力衰退，严重缺乏时可导致神经衰弱
- 牙床溃烂、舌头红肿、口角炎、口臭、口腔溃疡
- 食欲不振、便秘、腹泻、胃炎
- 皮炎、皮肤发红疹、脱皮、粗糙及生皱纹，严重缺乏可导致糙皮病
- 疲倦、肌肉虚弱

内科医生：
治疗头痛，降低胆固醇

烟酸可通过改善血液循环治疗头痛，如果大量摄入烟酸可降低血清中的胆固醇，达到中性脂肪的理想效果。另外，烟酸是胰岛素的激活剂，对糖尿病有一定疗效。不过，最近的报告显示，大量摄取烟酸会妨碍糖类的代谢能力，这一点也要引起注意。

精神科医生：
减轻焦虑、失眠及抑郁症状

在人精神不好时，应多吃些含烟酸的食物，如粗面粉制品、谷物颗粒、酿啤酒的酵母、动物肝脏及水果

维生素 B₃
医疗功效

- 治疗口腔、嘴唇炎症，防止口臭
- 预防头痛，维持健康的神经和正常的脑功能
- 保持皮肤健康
- 改善血液循环、降低血压
- 缓解食欲不振、腹泻等胃肠功能障碍
- 分解乙醛，预防隔宿醉
- 充分摄取可降低胆固醇和中性脂肪
- 合成性激素
- 缓和下痢症状

等，对纠治心情不佳、沮丧、抑郁症皆有显著效果。特别是烟酸更能减轻焦虑、疲倦、失眠及抑郁症状。

美容医生：
美白肌肤，改善肌肤质地

烟酸具有美白肌肤的功效，主要体现在以下3个方面：① 抑制黑色素从黑色素细胞向蛋白细胞的转移，减少色素沉积。不同于以往的美白只注重抑制黑色素的产生，而烟酸则可以作用于已经产生的黑色素。② 加速肌肤新陈代谢，促进含黑色素的角质细胞脱落。③ 促进表皮层蛋白质的合成，增强肌肤含水度，从而改善肌肤质地。

特殊需求人群

● 糙皮病、高胆固醇血症、糖尿病、甲状腺功能亢进患者。

● 体内缺乏维生素B₁、维生素B₂、维生素B₆的人，服用大量抗结核药物异烟肼的人，以玉米为主食的人。

● 某些胃肠道疾病患者，长期发热的人，经常精神紧张、躁动不安的人，患精神分裂症的人。

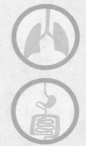

补给须知

● 烟酸缺乏症常同其他B族维生素缺乏症并发，治疗时最好服用复合B族维生素。

● 烟酸补充品宜在用餐时或饭后服用。

● 肝病、肝功能受损或患胃肠溃疡者不宜服用烟酸补充品。

● 患糖尿病、痛风或胆囊疾病者，不宜服用酸态烟酸，应依照医师指示决定补充方式。

● 孕妇及哺乳妇女不宜补充过量烟酸（依建议量即可）。

● 同时摄取烟酸和铬，而且烟酸的量稍微多时，可降低胆固醇。

● 皮肤对太阳光线特别敏感，常常是烟酸不足的早期症状。

● 静脉给药时可能出现皮肤红斑、瘙痒甚至哮喘等过敏反应。

副作用

● 烟酸本质上无毒性，但一次服用100毫克以上会产生副作用。稍微过量会导致脸部和肩膀皮肤潮红、头痛、瘙痒、胃病，显著过量会导致口腔溃疡、糖尿病和肝脏受损。

● 过量的烟酸会干扰人体对糖分处理的功能，使得介于糖尿病边缘的患者无法控制血糖的高低，因而导致病情进一步恶化。

● 妊娠早期过量服用可出现致畸作用。

● 皮肤敏感者补充烟酸时，可能产生瘙痒或灼热、刺痛的感觉。

2. 天然补给站

从食物中取得烟酸的方法有多种，首先是直接食用富含烟酸的食物；另外，也可以食用色氨酸含量比较高的食物，因为色氨酸在体内能够很快转化为烟酸。烟酸是复合 B 族维生素中最稳定的化合物，烹调时，烟酸在混合膳食中损失的量通常不超过15%～25%。

烟酸最丰富的来源是动物肝脏、酵母粉、小麦胚芽及动物肾脏；蔬菜也是烟酸的良好来源；有些鱼类、禽蛋及坚果中也含有烟酸，其他食物中烟酸的含量较少。

常见烟酸含量			
序号	食物名称	含量 （毫克/100克）	食用标准参考量
1	口蘑	44.3	每餐30克
2	羊肝	22.1	每餐50克
3	猪肝	15	每餐50克
4	鸭肉	4.2	每次80克
5	南瓜子	3.3	每次50克
6	鲤鱼	2.4	每餐80克
7	豇豆	0.8	每餐60克
8	带鱼	2.8	每次100克
9	栗子	0.8	每次10个
10	苋菜	0.8	每餐80～100克

■ 补给榜中榜 ■

鸭肉

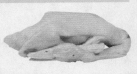

　　人们常言"鸡鸭鱼肉"四大荤，鸭肉蛋白质含量16%～25%，比畜肉含量高得多，脂肪含量适中且分布较均匀。

　　鸭肉中的脂肪酸熔点低，易于消化，所含B族维生素和维生素E较其他肉类多，能有效抵抗脚气病、神经炎和多种炎症，还能抗衰老。鸭肉中含有较为丰富的烟酸，它是构成人体内两种重要辅酶的成分之一，对心肌梗死等心脏疾病患者有保护作用。

南瓜子

　　南瓜子，即白瓜子，生吃、熟吃都可以。南瓜子含有丰富的氨基酸、不饱和脂肪酸、烟酸、泛酸及胡萝卜素等营养成分，美国研究发现，每天吃上50克左右的南瓜子可有效地防治前列腺疾病。南瓜子含有丰富的泛酸，能缓解静止性心绞痛和降血压。南瓜子还

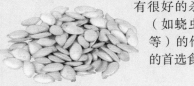

有很好的杀灭人体内寄生虫（如蛲虫、钩虫、血吸虫等）的作用，是血吸虫病的首选食疗之品。

鲤鱼

鲤鱼体态肥壮艳丽，肉质细嫩鲜美，是人们喜爱食用的鱼类之一。鲤鱼含有优质蛋白质、脂肪、钙、磷、铁、维生素B₁、烟酸等。其味甘、性平，有壮腰补肾、益气养精之功效。医学研究发现，雄性鲤鱼腹中的囊形白色浆状物，有提高男性性功能的作用；雌性鲤鱼腹内的鱼子含雌性激素，有提高女性性功能的作用。一般情况下，男性食雄鲤鱼为好，女性食雌鲤鱼为好。

豇豆

豇豆是夏季常见菜，李时珍称："此豆可菜、可果、可谷，乃豆中上品。"豇豆提供了易被消化吸收的优质植物蛋白质，有人称豇豆是"蔬菜中的肉食品"，对于素食、不爱吃肉的人很适用。豇豆中含有丰富的维生素C和叶酸，能促进抗体的合成，提高机体抗病毒的能力。豇豆的烟酸含量很高，烟酸对于调节血糖非常重要，是天然的血糖调节剂，所以豇豆还是糖尿病患者的理想食品。

带鱼

带鱼，因身体扁长似带而得名，肉肥刺少，味道鲜美，营养丰富，鲜食、腌制、冷冻均可。带鱼脂肪含量高于一般鱼类，且多为不饱和脂肪酸，有降低胆固醇的作用。带鱼含蛋白质、脂肪、钙、磷、铁、碘、维生素B$_1$、维生素B$_2$及烟酸等。对病后体虚、产后乳汁不足、疮疖痈肿、外伤出血有一定疗效。经常食用带鱼，可补益五脏、养肝补血、泽肤养发。

栗子

栗子又名板栗，内含大量淀粉，以及丰富的不饱和脂肪酸、烟酸、维生素B$_1$、维生素B$_2$、胡萝卜素、钙等多种营养物质，能防治高血压、冠心病、动脉硬化、骨质疏松等疾病，可抗衰老、延年益寿。栗子含维生素B$_1$，常吃对日久难愈的小儿口舌生疮和成人口腔溃疡有疗效。栗子对人体的滋补功能，可与人参、黄芪、当归等媲美，对肾虚有良好的疗效，故又称"肾之果"，经常食用能强身健体，特别是老年肾虚、大便溏泻者更为适宜。

3. 健康食疗室

若想最大限度地摄入烟酸，应注意掌握以下膳食诀窍：

❶ 芝麻汤圆是忙碌生活中补充烟酸的简便选择。

❷ 牛奶、鸡蛋是烟酸的良好来源，尤其适合少儿。

❸ 绿豆富含烟酸，经烹调及储存后营养素也不会大量流失。

❹ 烟酸具有易溶于汤中的性质，在煮熟菜肴后的汤汁中含有70%的营养素，因此可以喝汤补充烟酸。

❺ 应用碱处理玉米，同时在膳食中增加豆类、大米和面粉的比例，可大大提高烟酸的吸收率和利用率。

■ 食疗营养餐 ■

蘑菇炖豆腐

B族维生素+维生素D+维生素P

主料：嫩豆腐500克，鲜蘑菇50克，熟竹笋片25克。

辅料：清汤、酱油、香油、盐、味精各适量。

做法：

❶ 将嫩豆腐切成约2厘米见方的小块，用沸水焯后，捞出。注意时间不宜长，火开后立即捞出，以免老化。

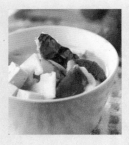

2. 把鲜蘑菇削去根部黑污，洗净，放入沸水中焯1分钟，捞出，用清水漂凉，切成片。

3. 在砂锅内放入豆腐、笋片、鲜蘑菇片、盐和清汤（浸没豆腐为准），用中火烧沸后，移至小火上炖约12分钟，加入酱油、味精，淋上香油即成。

糖醋带鱼

烟酸+维生素B$_1$+维生素B$_2$

主料：带鱼500克。

辅料：植物油50克，葱丝、姜丝、蒜片共20克，酱油、醋、料酒、盐、白糖、花椒油、清汤各适量。

做法：

1. 将带鱼去头、尾、内脏，洗净，剁成小段，用盐略腌。

2. 锅中多放些植物油烧热，下带鱼段炸熟，两面呈金黄色时出锅，沥干油。

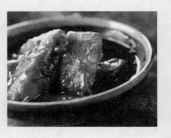

3. 锅中留底油，下葱丝、姜丝、蒜片煸炒，放入炸好的带鱼，烹入料酒、醋、酱油，加少许汤，放白糖，入味后淋花椒油，炒匀即成。

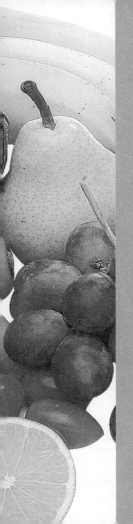

维生素B₅治病

- 维生素B₅又名泛酸、"遍多酸"，它存在于各种各样的食物当中，也广泛存在于各种动物、植物和微生物内，几乎无所不在。
- 纯泛酸是一种黏稠的黄色油状物，与其他B族维生素一样，易溶于水。它在中性溶液中相当稳定，但能被酸、碱和长时间的干热所破坏。泛酸是一种辅酶，可帮助蛋白质、脂肪和糖类的分解。泛酸通常被称为抗压力的维生素，因为它能维持帮助身体应付各种压力的肾上腺的健康功能。泛酸由肠道吸收，储存于肝脏中，需每日补充。

1. 医疗档案馆

　　泛酸是食物中分布很广的一种维生素，其缺乏症在人群当中极为罕见。特别是中国居民饮食范围较为广泛，所以基本不用担心会缺乏泛酸。

　　但特殊情况下，如服用水杨梅等抗泛酸药物，或较长期食用含泛酸低的食物，不吃瘦肉、动物的肝脏、谷类及豆类等，也可能导致泛酸缺乏症状。低血糖症、十二指肠溃疡、血液和皮肤异常症状等都是缺乏泛酸的表现。

人体对维生素B$_5$的正常需要量								
年龄（岁）	0	1	4	7	14	15	50	孕妇	哺乳期
日摄取量（毫克）	1.7	2	3	4	5	5	5	6	7

维生素 B₅ 缺乏症

- 头痛
- 头发没有光泽，易生白发
- 晚上磨牙
- 易瞌睡，易怒，易患感冒等传染病
- 血压低，动脉硬化
- 食欲不振，胃消化吸收能力弱
- 抗紧张能力差、易疲劳、虚弱
- 十二指肠溃疡
- 肌肉活动不协调且容易颤抖，肌肉抽筋、刺痛、麻痹
- 足部灼痛，脚跟敏感、脆弱

科医生：

增加良性胆固醇，预防心血管疾病

并不是所有与胆固醇相关的物质都是有害的，人体中的胆固醇有两种，一种是向身体组织输送胆固醇的有害物质，另一种是收集身体各处胆固醇的良性物质。

如果体内恶性胆固醇较多，多余的胆固醇就会附着在动脉壁上引发动脉硬化，因此，二者平衡是很重要的。在一般情况下，多摄取良性胆固醇可预防心血管疾病。泛酸和维生素C都有增加良性胆固醇的作用。

精神科医生:
缓解精神压力

泛酸通常被称为抗压力的维生素,对精神压力很大的现代人而言,它是不可缺少的营养素。承受压力时,人体就会分泌肾上腺皮质激素以对抗压力。这时,泛酸能够促进肾上腺皮质激素产生。

容易疲劳、焦躁、易怒、白天精神不振、容易感冒等,都是压力所导致的症状。有这些症状的人,要多摄取泛酸。

维生素 B5
医疗功效

- 治疗术后休克
- 赋予毛发光泽,加速毛发生长
- 皮肤保温
- 促进身体发育,维护自主神经功能
- 强化免疫力,预防感冒等传染病
- 减轻药物的副作用
- 强化肾上腺,提高人体适应紧张的能力
- 有助于伤口痊愈
- 增加良性胆固醇
- 防止疲劳
- 缓解经前综合征

保健医生：
制造抗体，增强免疫力

每当身体里面的泛酸不足时，人就会陷入一种焦躁的精神状态，从而刺激副肾，促进副肾皮质激素的分泌。副肾皮质激素会分解免疫组织的结缔组织，因此使人的免疫力降低，而很容易使人遭受病毒侵害，产生疾病。由此可知，充分地摄取泛酸，可以增强人体的免疫力，预防疾病。制造抗体也是泛酸的作用之一，能帮助抵抗传染病，缓和多种抗生素的副作用及毒性，并有助于减轻过敏症状，促进伤口愈合，抗炎消炎。

美容医生：
维护毛发与皮肤健康

泛酸可深入毛发根部，控制毛发中的水分，防止毛发干燥、脱落，对毛发具有调理和修复作用，可减少毛发损伤、分叉、纠结，重新赋予毛发光泽，加速毛发生长。泛酸对皮肤具有保湿作用，可促进皮肤正常的角质化，减少皱纹，让皮肤健康有光泽。

特殊需求人群

● 手足常感刺痛的人需要补充泛酸。

● 服用泛酸可以对现有的紧张状态和即将来临的紧张状

态提供抵抗能力。

● 过敏症困扰者、关节炎患者、服用抗生素者和服用避孕药的妇女应注意补充泛酸。

补给须知

● 同时摄取其他B族维生素，效用更理想。

● 用餐时或饭后1～1.5小时内服用泛酸补充品效果最好。

● 精细加工、高温、罐头加工、冰冻都会使食物中的泛酸流失。

● 咖啡因、磺胺药剂、安眠药、雌激素、酒精是泛酸的天敌。

● 孕妇及哺乳妇女服用泛酸应避免超过建议量。

副作用

● 目前有关过量摄入泛酸产生副作用的报道并不多见，只是有报道说泛酸过量可引起腹泻和胃肠功能失调，但不多见。

2. 天然补给站

　　泛酸就如它的名字一样，广泛地存在于各种动植物的组织中，但是大量的泛酸在食物的加工处理中流失，因此新鲜的肉类、蔬菜和全部未加工的谷物含有的泛酸多于那些精制、罐装和冷冻的食物。泛酸最好的食物来源是绿叶蔬菜、未精制的谷物、豌豆、花生、坚果类、蜜糖、瘦肉、动物内脏等。

常见食物泛酸含量		
序号	食物名称	含量（毫克/100克）	食用标准参考量
1	牛肝	7.7	每餐50克
2	鸡蛋	1.6	每日2个
3	鸡肉	0.8~1.0	每餐100克
4	黑面包	0.76	每次1个
5	火腿	0.67	每次50克
6	土豆	0.6	每餐130克
7	干酪	0.5	每次1块
8	牛奶	0.4	每次100毫升
9	豌豆	0.34	每餐50克
10	菠菜	0.3	每餐80~100克

■ 补给榜中榜 ■

鸡蛋

鸡蛋含有人体几乎所有需要的营养物质，故被人们称作"理想的营养库"，营养学家称之为"完全蛋白质模式"。鸡蛋内含蛋白质、脂肪、卵黄素、卵磷脂、维生素和铁、钙、钾等人体所需要的矿物质，其中蛋白质是自然界最优良的蛋白质。鸡蛋富含DHA和卵磷脂，对神经系统和身体发育有利，能健脑益智，改善记忆力，并促进肝细胞再生。鸡蛋中含有较多泛酸和其他微量元素，可以分解和抑制人体内的致癌物质，具有防癌作用。鸡蛋蛋白质对肝脏组织损伤有修复作用。

土豆

土豆是粮菜兼用型蔬菜，学名马铃薯，也叫洋芋，与稻、麦、玉米、高粱一起被称为全球五大农作物。土豆含有丰富的维生素B_1、维生素B_2、维生素B_6和泛酸等B族维生素及大量的优质膳食纤维，还含有微量元素、氨基酸、蛋白质、脂肪和优质淀粉等营养素，在欧洲被称为第二面包，是理想的减肥食品和糖尿病患者理想的食疗蔬菜。土豆钾含量极高，每周吃5～6个土豆可使中风发病率下降40%。它对消化不良的治疗也有特效。

干酪

干酪是由牛奶经发酵制成的一种营养价值很高的食品。干酪中含有丰富的蛋白质和脂肪，糖类，有机酸，常量元素钙、磷、钠、钾、镁，微量元素铁、锌，以及脂溶性维生素A、胡萝卜素和水溶性维生素B₁、维生素B₂、维生素B₆、维生素B₁₂、烟酸、泛酸、叶酸、生物素等多种营养成分，对人体健康大有好处。实验证明，干酪是具有抗癌功效的为数不多的食品之一。

牛奶

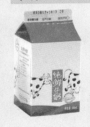

牛奶是大众化的饮品，营养丰富，含有高级的脂肪、各种蛋白质、维生素、矿物质，特别是含有较多B族维生素，对人体健康十分有益。牛奶中的钙质容易被吸收，而且磷、钾、镁等多种矿物质搭配也比较合理，常喝牛奶能使人保持充沛的体力，并能降低高血压、脑血管疾病的患病率。孕妇及更年期妇女多喝牛奶，可减缓骨质的流失，预防骨质疏松。

3. 健康食疗室

若想最大限度地摄入泛酸，应注意掌握以下膳食诀窍：

① 咖啡因会影响泛酸的摄取，嗜咖啡族需加强补充泛酸。

② 罐头、冷冻食品会流失大量泛酸，尽量食用天然新鲜的食物。

③ 精细加工过程也会使泛酸大量流失，所以吃粗粮能摄取到更多泛酸。

④ 泛酸易溶于汤，汤汁最好不要浪费。

⑤ 泛酸是不耐碱的，食物中尽量少放小苏打粉等碱性物质。

■ 食疗营养餐 ■

豌豆汤

泛酸+维生素B₁+维生素B₂

主料： 豌豆200克，糯米150克，粉丝、猪肚、鸡肉、猪脑花各30克。

辅料： 酱油、红油、味精、胡椒粉、醋、葱花、食用碱、清汤各适量。

做法:

❶ 将豌豆淘洗干净，放少许食用碱置30分钟后，下锅煮涨捞起；洗净锅加清水，将煮涨的豌豆煮烂，用微火煨。

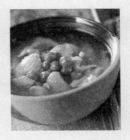

❷ 糯米淘洗干净，上笼蒸熟；粉丝水发；将清汤置微火上烧热；将洗净的猪肚、猪脑花、鸡肉分别煮熟，切成小颗粒。

❸ 将糯米饭、粉丝、烂熟的豌豆盛入碗内，加少量酱油、醋、红油及味精、胡椒粉拌匀，浇上清汤，撒上猪肚、猪脑花、鸡肉粒及葱花即成。

鸡丝蛋炒饭

泛酸+维生素A+维生素B₁₂

主料：米饭（蒸）300克，鸡蛋2个，虾仁50克，鸡肉50克，紫甘蓝适量。

辅料：葱、盐、味精、白糖、淀粉、料酒、花生油各适量。

做法:

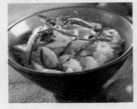

❶将鸡蛋摊成蛋皮，切成丝。

❷鸡肉洗净切成细丝，用淀粉、盐、白糖拌匀腌片刻。

❸葱洗净切成花；紫甘蓝洗净，切成丝备用。

❹将锅内倒入花生油，用大火

烧热后放入鸡肉丝、虾仁和料酒同炒至熟。

⑤ 加入米饭、紫甘蓝、葱花、味精、盐，用中火翻炒10分钟左右，最后撒入鸡蛋丝炒透即可食用。

土豆炖牛肉

泛酸+维生素B₁+维生素B₂+维生素B₆

主料： 牛肉300克，土豆250克。

辅料： 葱段、姜片、咖喱粉、盐、味精、酱油、料酒各适量。

做法：

① 将土豆洗净去皮，切成三角块；牛肉切成块，放入沸水中焯一下捞出。

② 将锅置于小火上，加入清水600毫升，放入牛肉块、料酒、葱段、姜片烧开，撇净浮沫；放入土豆块，待快熟时，加入盐、酱油、咖喱粉，熟后加入味精即可。

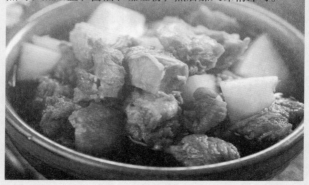

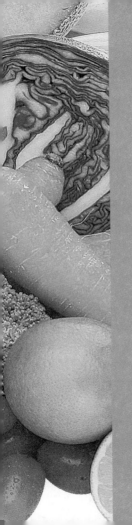

维生素B₉治病

- 维生素B₉又称叶酸或维生素M（其中叶酸更常用），是一种橘黄色的结晶粉末物质，无味无臭，不溶于酒精、乙醚或其他有机溶剂，仅部分溶解于热水，属水溶性B族维生素。

- 叶酸存在于小到病毒、细菌，大到人类的所有生命系统中，食物中的叶酸进入人体后转变为四氢叶酸在体内发挥生理作用。叶酸在体内的总量仅为5～6毫克，但几乎参与机体所有的生化代谢过程，参与体内许多重要物质如蛋白质、脱氧核糖核酸、血红蛋白等的合成，从而对细胞分裂和生长产生重要作用。

1. 医疗档案馆

　　叶酸缺乏症在全世界被公认为一个保健问题。婴儿、青少年和孕妇特别容易受到叶酸缺乏的危害。据北京大学妇儿保健中心对我国南、北方10个市、县婚前育龄妇女体内叶酸水平的调查结果表明，我国约有30%的育龄妇女体内叶酸缺乏，其中北方农村妇女更为严重，而怀孕后更是"雪上加霜"，叶酸缺乏的现象更加普遍。

　　膳食中缺乏叶酸将使血中高半胱氨酸水平提高，易引起动脉硬化，易诱发结肠癌和乳腺癌。婴儿缺乏叶酸时会引起有核巨红细胞性贫血，孕妇缺乏叶酸时会引起巨幼红细胞性贫血。孕妇在怀孕早期如缺乏叶酸，其生出畸形儿的可能性较大。近年来世界上的科研成果证明，妇女在孕前和孕早期及时补充叶酸，可有效地预防

人体对维生素B₉的正常需要量								
年龄（岁）	0	1	4	7	14	15	50	孕妇	哺乳期
日摄取量（微克）	65	150	200	200	400	400	400	600	500

维生素 B₉
缺乏症

- 神经衰弱、失眠、健忘、躁动不安
- 舌头红肿、疼痛、口腔炎
- 贫血、全身酸软
- 巨幼红细胞性贫血
- 心悸、气喘
- 食欲不振，易患胃溃疡
- 皮肤易出现褐斑
- 诱发结肠癌和乳腺癌，易导致动脉硬化
- 抵抗力下降，易患病
- 男子精子数量降低，女子易患宫颈癌
- 胎儿神经管畸形，婴幼儿发育不健全

大部分神经管畸形的发生。目前世界上已有美国、英国、澳大利亚、中国等十多个国家采用这一措施预防婴儿神经管畸形的发生。

内科医生：

预防贫血和血管硬化

人体内红细胞的寿命在4个月左右，在人体制造新的红细胞的时候，如果叶酸不足，红细胞的发育和成熟就会发生阻碍，不能形成正常的红细胞，从而造成巨幼红细胞性贫血。儿童成长过程中需要消耗更多的叶酸，因此更容易出现贫血。这时可以用叶酸进行治疗，故叶酸也叫抗贫血维生素。最近的研究还发现，叶酸对于预防人体血管硬化有非常重要的作用。

妇科医生：
预防婴儿畸形及宫颈癌

孕妇在妊娠期摄入叶酸量偏少，将导致胎儿脊髓脊膜膨出以及唇裂、心脏和尿道畸形等生理缺陷。研究发现，这种胎儿畸形往往发生在孕妇怀孕早期的第二和第三个星期，而叶酸具有预防胎儿畸形的作用。因此，妇女在怀孕前服用叶酸最合理。当然，孕妇在妊娠期补充适量叶酸也能保证胎儿健康发育成长，减少新生儿患这类生理缺陷的比例。

维生素 B₉
医疗功效

- 防治白发
- 口腔黏膜溃疡
- 催乳
- 维护肌肤健康
- 促进正常红细胞的生成，预防贫血
- 促进胎儿，婴幼儿发育
- 有利于育龄女性正常生育
- 增强抵抗力
- 维护神经系统、肠、性器官、白细胞的正常发育，降低女性患卵巢癌的概率另外，适量补充叶酸还能有效预防和减少宫颈癌的发病率。

精神科医生：
缓解精神症状，治疗精神分裂症

叶酸对维护人体神经系统健康有重要作用，如果人体内叶酸水平过低，就会对神经系统造成损害，出现诸如精神错乱、智力降低等现象，严重者还会导致抑郁症或老年痴呆症等疾病。补充叶酸可缓解此类疾病。

国内外研究人员发现，叶酸对精神分裂症也有显著的缓解作用，可作为精神分裂症病人的辅助治疗剂。

美容医生：
防止头发变白或脱落

有些人未老但头发先白，或者老觉得头发发质不好、睫毛不长且常掉，甚至不停掉头发，这些都可能是叶酸不足导致的。一些因缺乏叶酸而变成秃子的人，吃下叶酸之后，头发又能照常生长出来。叶酸与泛酸及对氨基苯甲酸一起作用，还可防治白发。

特殊需求人群

● 孕妇和哺乳妇女尤其要注意增加叶酸的摄取量。

● 经常饮酒的人多摄取叶酸为好。

● 正在服用磺胺类药、安眠药、镇静药、阿司匹林、雌激素的人需要增加叶酸的摄取量。

补给须知

● 口服避孕药会降低叶酸的效果，服用口服避孕药者应增加叶酸的剂量。

● 大量的维生素C会加速叶酸的排出，所以摄取维生素C在2克以上的人必须增加叶酸的摄入量。

● 体内叶酸水平过高或者过低都会影响到胎儿神经管的发育，因此要适量补充叶酸。

● 叶酸制剂在室温中长时间无遮护地存放会使叶酸遭到破坏，应置于不透明的盒罐中。

● 高剂量的叶酸会影响治疗癌症的某些药物的效力。

副作用

● 一些人服用叶酸药剂后会引起过敏性皮炎。

● 叶酸摄取过多会掩盖B族维生素缺乏的早期表现而导致严重的神经系统损伤等。

● 孕妇过量服用叶酸可能会影响体内锌的代谢而造成锌缺乏，致使胎儿发育迟缓。

● 大量摄取叶酸会使服食苯妥英的癫痫症患者产生痉挛现象。

2. 天然补给站

叶酸最初是在动物肝脏浓缩物中发现的，后来是从菠菜叶中提纯的，又是酸性物质，因而命名叶酸。叶酸广泛存在于各种动植物食品中，含量丰富的有肝、肾、蛋、鱼、绿叶蔬菜、绿豆、辣椒、柑橘、香蕉及坚果类等。

常见食物叶酸含量		
序号	食物名称	含量（微克/100克）	食用标准参考量
1	鸡肝	1172.2	每餐50克
2	香菜	148.8	每次3～10克
3	腐竹	147.6	每次50克
4	鸭蛋	125.4	每天1个
5	莲子	88.4	每次30～50克
6	雪里蕻	82.6	每次10克
7	韭菜	61.2	每次50克
8	荠菜	60.6	每次80克
9	平鱼	40.7	每次60克
10	香蕉	20.2	每天1～2根

■ 补给榜中榜 ■

香菜

香菜，学名芫荽，是一种带有辛辣清香气味、能祛腥解腻的微型蔬菜，大都用于凉菜的点缀或汤菜的调味，亦可腌渍食用。香菜中富含铁、钙、钾、锌、维生素A、叶酸和维生素C等营养素，它的胡萝卜素含量是西红柿、黄瓜、菜豆的10倍以上，钙、铁含量也高于诸多其他蔬菜。香菜中的香精油能促进唾液分泌，加快肠胃蠕动，增进食欲，对某些消化系统疾病堪称良药。

腐竹

腐竹又叫豆筋，由黄豆制成，是豆浆中的精髓。腐竹中含有丰富的维生素B_1、维生素B_2、叶酸，以及蛋白质、脂肪、钙、磷、铁、钠等。B族维生素不但能帮助碳水化合物、脂肪、蛋白质的新陈代谢，而且具有养颜美肤、保护视力、增进食欲、促进消化、维持心脏与神经系统正常运作之功效，常食腐竹对人体非常有益。

鸭蛋

　　鸭蛋营养丰富,可与鸡蛋媲美,是补充B族维生素的理想食品。鸭蛋除了腌制咸鸭蛋外,还可加石灰等原料腌制松花蛋(皮蛋)。鸭蛋中的蛋白质含量和鸡蛋相当,而矿物质总量远胜鸡蛋,尤其铁、钙含量很高,能预防贫血,促进骨骼发育。中医认为鸭蛋有大补虚劳、滋阴养血、润肺美肤的功效。松花蛋较鸭蛋含更多矿物质,脂肪和总热量却稍有下降。它能刺激消化器官,增进食欲,促进营养的消化吸收,中和胃酸,清火、降压。

莲子

　　莲子是莲的果实,是一种老少皆宜的食疗佳品。一般家庭都用来制作冰糖莲子汤、银耳莲子羹或八宝粥。研究表明,干莲子碳水化合物含量高达62%,蛋白质的含量高达16.6%,脂肪、钙、磷、铁及维生素 B_1 、维生素 B_2 、叶酸和胡萝卜素等的含量也相当高。作为一味很有价值的中药,莲子有补脾、益肺、养心、固精、补虚等功效,适用于心悸、失眠、遗精、白带过多、慢性腹泻等症。

雪里蕻

雪里蕻又称雪菜，通常作为腌菜和梅干菜食用，以春、冬季所产鲜雪里蕻为原料，盐、花椒等为辅料腌制而成，为我国的传统食品。腌雪里蕻味咸清香，鲜嫩可口，常用作面食配料或炒菜调味料，如"雪菜面""肉沫雪里蕻"等。雪里蕻含有叶酸、蛋白质、脂肪、多种维生素和矿物质，还含有丰富的膳食纤维，可促进结肠蠕动，具有开胃生津、促进食欲的功效，并通过稀释毒素、降低致癌因子浓度，发挥解毒防癌的作用。

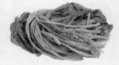

平鱼

平鱼，又叫银鲳、镜鱼，学名鲳鱼。平鱼富含蛋白质、不饱和脂肪酸和多种维生素及微量元素，因肉厚、刺少、味佳而深受人们喜爱。平鱼肉中含有的不饱和脂肪酸 $\Omega-3$ 系列，经医学临床证明是减少心血管疾病发生的重要物质，平鱼的胆固醇含量也低于所有的动物性食品，是适宜高血脂、高胆固醇患者食用的鱼类食品。平鱼还含有丰富的微量元素硒和镁，对冠状动脉硬化等心血管疾病有预防作用，常食能延缓机体衰老，预防癌症发生。

3. 健康食疗室

若想最大限度地摄入叶酸，应注意掌握以下膳食诀窍：

1. 叶酸极易在煮沸、加热的烹调过程中遭破坏（不加热的吸收率约50%，加热后可能丧失80%~90%），想多摄取叶酸，应尽量缩短加热时间。

2. 应多吃新鲜蔬菜及新鲜瓜果。

3. 蔬菜不要先切后洗，更不要先切后焯。

4. 煮汤菜时先将水煮沸再下菜，可减少叶酸的流失。

■ 食疗营养餐 ■

莲枣薏仁粥

叶酸+维生素A+维生素B₁+维生素B₂

主料：薏仁180克，莲子150克，红枣10颗。

辅料：冰糖适量。

做法：

1. 莲子洗净去心；红枣洗净。

2. 薏仁洗净，放入锅中，加入适量水煮开，再加入莲子、红枣焖至熟透，最后加入冰糖煮

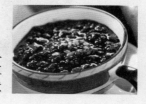

匀即可。

宝塔菠菜

叶酸+维生素C+维生素E

主料：菠菜200克，杏仁、玉米粒、松子各50克。

辅料：盐3克，味精1克，醋8克，生抽10克，香油适量。

做法：

❶ 菠菜洗净，切成小段，放入沸水中焯熟；杏仁、玉米粒、松子洗净，用沸水焯熟，捞起晾干备用。

❷ 将菠菜、杏仁、玉米粒、松子放入碗中，加入盐、味精、醋、生抽、香油拌匀。

❸ 倒扣于盘中即可。

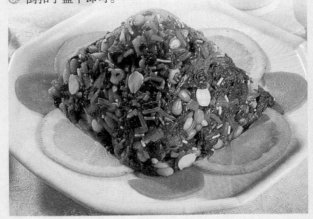

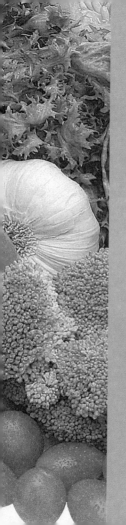

维生素C治病

- 维生素C又称抗坏血酸，是一种水溶性维生素。

- 维生素C是人类最重要的维生素之一，在体内参与多种反应，如参与氧化还原过程，在生物氧化和还原作用以及细胞呼吸中起重要作用。

- 人体内由于缺乏必需的古洛糖酸内酯氧化酶，不可能使葡萄糖转化成维生素C，因此必须从饮食中获得。而维生素C通常2～4小时就会排出体外，每天至少需要补充两次。

1. 医疗档案馆

据全国调查显示，我国居民似乎不太缺乏维生素C。但中国营养学会的科学家们认为中国居民仍需要补充一定量的维生素C，因为维生素C的利用率低，仅约50%，而近年来维生素C的抗老化、增强抵抗力、美化皮肤等功能逐渐被证实，所以摄入更充足的维生素C是必要的。

体内维生素C不足，重则会引发坏血病，轻则会令人体肌肤失去弹性，免疫力降低，易患感冒等多种疾病。中国营养学会建议，中国居民除正常饮食外，女士每天还应再补充50毫克维生素C，老人应再补充100毫克维生素C。

人体对维生素C的正常需要量								
年龄（岁）	0	1	4	7	14	18	50	孕妇	哺乳期
日摄取量（毫克）	40	60	70	80	100	100	100	早期100 中期130 晚期130	130

维生素 C
缺乏症

- 牙龈肿胀、出血，牙齿松动、脱落
- 易感冒，免疫力低，解毒能力差
- 肌肤缺乏弹性，出现褐斑、雀斑
- 神经失调，易产生疲劳感、无力感
- 胃癌、肝癌的发病率提高
- 肾上腺功能降低，易发过敏症
- 婴儿发育迟缓，骨骼形成不全
- 出现贫血、伤口难愈合等症状，严重时会导致坏血病
- 暂时性关节疼痛

内 科医生：
防治坏血病

30%的蛋白质是由胶原蛋白构成的。胶原蛋白的作用就像黏结剂一样，连接细胞，创造出强健的牙龈和血管、骨骼、肌肉等。维生素C是促进胶原蛋白生成必不可少的物质，一旦缺乏就无法顺利生成胶原蛋白，从而使得细胞的结合能力衰弱，诱发出血等，形成坏血病。维生素C是防治坏血病的首选药物。

牙 科医生：
防治牙齿松动和牙龈出血

维生素C是维护牙龈健康的重要营养素，严重缺乏

的人牙龈会变得脆弱，容易罹患疾病。每天坚持摄取一定量的维生素C，就能坚固牙齿，使其不受细菌的感染，避免牙齿松动和牙龈出血，保持牙齿健康。

保健医生：
提高免疫力，防癌抗癌

维生素C具有很强的防癌、抗癌作用，它能阻断诱癌物质——亚硝胺的合成，促进人体淋巴细胞的形成；大剂量服用维生素C能增强机体的免疫功能；维生素C还可促进胶原物质的生成，增强人体对癌细胞的抵抗能力。维生素C可加速体内致癌化合物的排

维生素 C
医疗功效

- 治疗牙龈出血和牙齿脱落
- 防止活性氧化物质侵害人体，预防老年性白内障
- 预防色斑，延缓衰老
- 预防贫血，缓解疲劳、紧张
- 使肌肤富有弹性
- 帮助肌肤和骨骼胶原蛋白生成，维持骨质密度
- 促进心肌利用葡萄糖和心肌糖原的合成
- 抑制过敏反应
- 降低血液中的胆固醇，减少静脉血栓发生率
- 预防坏血病，抑制癌症
- 降低孕妇分娩危险

出，抵消死亡癌细胞的毒素，通过促进干扰素合成对抗癌细胞及致癌病毒。

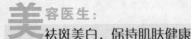

祛斑美白，保持肌肤健康

作为抗氧化剂，维生素C帮助排出体内所形成的毒性物质或皮肤表面的有害物质。它还能参与胶原蛋白的形成过程，对防止皮肤的老化起着重要作用。此外，维生素C能够调节皮肤血管的通透性，加强皮肤的营养。维生素C更有祛斑美白的功效。

特殊需求人群

● 坏血病、白内障患者。

● 吸烟、嗜酒、爱吃肉食的人，皮肤上有色斑的人。

● 服用避孕药、安眠药、钙制品、抗生素、降压药等药物的人。

● 处于紧张状态和易疲倦的人，在污染环境中工作、生活的人，从事剧烈运动和高强度劳动的人。

补给须知

● 人体内不能合成维生素C，需从饮食中摄取。一般人只要注意平衡饮食，无须额外服用维生素C补充剂。如需服用，应严格遵从医嘱。

● 维生素C与B族维生素、维生素D、维生素E及钙、磷、锌一起配合服用，最能发挥功效。

● 服用避孕药者，应减少维生素C摄入量；服用降胆固醇药物者，应适当增加维生素C摄入量。

● 服用高丽参前后3小时内，最好不要食用富含维生素C的食物或补品、药剂。

● 维生素C是一种很强的还原剂，可与化验血糖、尿糖的试剂发生化学反应，使化验出的血糖、尿糖含量偏低。化验血糖前应停用维生素C。

● 在皮肤上直接涂抹维生素C，一旦接触紫外线，皮肤反而会变黑。

● 不论口服或静脉注射维生素C，对某些人均可能发生过敏反应，主要表现为皮疹、恶心、呕吐，不能滥用。

● 若每天都大量补充维生素C，又突然停用，可能会引发坏血病。

● 静脉注射维生素C时，若速度过快可引起眩晕或昏厥。

副作用

● 长期大量口服维生素C，会发生恶心、呕吐等现象。同时，由于胃酸分泌增多，能促使胃及十二指肠溃疡疼痛加剧，严重者还可酿成胃黏膜充血、水肿而导致胃出血。

● 长期大量服用维生素C不但对胃酸过多者有副作用，还可能诱发尿路结石。

● 育龄妇女长期大量服用维生素C（如每日剂量大于2克），会使生育能力降低。

2. 天然补给站

维生素C的主要食物来源为蔬菜与水果，如青菜、韭菜、塌棵菜、菠菜、柿子椒等深色蔬菜和菜花，以及柑橘、山楂、柚子等水果。野生的苋菜、苜蓿、刺梨、沙棘、猕猴桃、酸枣等维生素C的含量也较高。

序号	食物名称	含量 （毫克/100克）	食用标准参考量
\multicolumn{4}{c}{常见食物维生素C含量}			
1	酸枣	830~1170	每天5颗
2	柿子椒（红）	130	每次100克
3	沙田柚	100~150	每次50克
4	芥蓝	76	每餐100克
5	山楂	53	每次3~4个
6	苦瓜	56	每次80克
7	油菜	36	每餐150克
8	橙子	33	每天1~3个
9	柠檬	22	每天1/6个
10	西红柿	8~12	每天2~3个

■ 补给榜中榜 ■

酸枣

酸枣又叫山枣、野枣。鲜酸枣可生吃，酸中带甜，只是果肉甚少，晾晒干后果肉几乎变成一层皮，故酸枣多为药用，或将干酸枣与核磨成酸枣面，风味独特。酸枣含有钾、钠、铁、锌、磷、硒等多种微量元素；新鲜的酸枣中更含有大量的维生素C，其含量是红枣的2～3倍、柑橘的20～30倍，在人体中的利用率可达到86.3%，是所有水果中的佼佼者。酸枣具有很大的药用价值，可以起到养肝、宁心、安神、敛汗的作用。

柿子椒（红）

柿子椒是一种外形漂亮，营养丰富的绿色食物。它富含维生素C，其含量是其他辣椒种类的2倍，而其中又数红色柿子椒的含量最高，绿色和黄色柿子椒的含量只能达到其一半。原因在于红色柿子椒只有在成熟之后才能采摘，而其他两个品种还没有成熟就已经上市了。经常食用柿子椒，可以增强人体抵抗力，帮助抵御各种疾病。

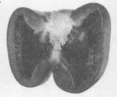

沙田柚

沙田柚是广西最著名的特产水果，最初产于容县沙田乡，因而得名。沙田柚属亚热带水果，肉质嫩软，清甜幽香，富含糖类、维生素、磷、铁、柠檬酸、胰岛素及多种维生素、氨基酸，尤其维生素C的含量比苹果还高出20倍以上。常食沙田柚能补血益气、润肺化痰、止咳定喘、降低胆固醇。

芥蓝

芥蓝的食用部分为带叶的菜薹，叶色翠绿。芥蓝含淀粉多，口感十分爽脆，别有风味。芥蓝内含有机碱，有一定的苦味，可加快胃肠蠕动，助消化。芥蓝中另一种独特的苦味成分是奎宁（金鸡纳霜），能抑制过度兴奋的体温中枢，起到消暑解热的作用。芥蓝中的维生素C含量很高，尤其是维生素C内富含大量谷胱甘肽，谷胱甘肽能抑制HIV（艾滋病病毒）的复制，有效率高达90%，而艾滋病病毒感染者体内的谷胱甘肽含量相对较低。因此，建议HIV感染者最好常食芥蓝。

山楂

山楂，也叫山里红、红果、胭脂果，具有很高的营养价值和药用价值。山楂除鲜食外，可制成山楂片、果丹皮、山楂糕、红果酱、果脯、山楂酒等。山楂含多种维生素、酒石酸、柠檬酸、山楂酸、苹果酸等，还含有黄酮类、内酯、糖类、蛋白质、脂肪和钙、磷、铁等矿物质，常食能消积化滞、收敛止痢、活血化瘀。山楂所含的黄酮类和维生素C、胡萝卜素等物质能阻断并减少自由基的生成，可增强机体的免疫力，延缓衰老，防癌抗癌。

油菜

油菜颜色深绿，其营养含量及食疗价值可称得上诸种蔬菜中的佼佼者，其中维生素C的含量比大白菜高1倍多。油菜中含有丰富的钙、铁和维生素C，胡萝卜素也很丰富，是人体黏膜及上皮组织维持生长的重要营养源，对于抵御皮肤过度角质化大有裨益。油菜还有促进血液循环、散血消肿的作用。孕妇产后瘀血腹痛、丹毒、肿痛脓疮可通过食用油菜来辅助治疗。

苦瓜

苦瓜，因苦得名，也叫凉瓜，是夏季的消暑佳品，常食有清热、解劳乏、清心明目、益气壮阳之功效。苦瓜富含的维生素C具有预防坏血病、保护细胞膜、防止动脉粥样硬化、提高机体应激能力、保护心脏等作用。现代医学研究发现，苦瓜中存在一种具有明显抗癌作用的活性蛋白质，这种蛋白质能够激发体内免疫系统的防御功能，增强免疫细胞的活性，清除体内的有害物质。

柠檬

柠檬，又称柠果、洋柠檬、益母果等，果实汁多肉脆、芳香浓郁，多用来调制饮料菜肴、化妆品和药品，具有明目、提神、安胎止呕、提高记忆力、防治心血管疾病等功效。柠檬中含有维生素B_1、维生素B_2、维生素C等多种营养成分，此外还含有丰富的有机酸、柠檬酸等，具有很强的抗氧化作用，对促进肌肤的新陈代谢、延缓衰老及抑制色素沉着等都十分有效。

橙子

橙子种类很多，颜色鲜艳，酸甜可口，富含维生素C、钙、磷、钾、β-胡萝卜素，人称"疗疾佳果"。一个中等大小的橙子可以提供人一天所需的维生素C，提高身体抵挡细菌侵害的能力。橙子能清除体内对健康有害的自由基，抑制肿瘤细胞的生长。所有的水果中，柑橘类所含的抗氧化物质最多，包括60多种黄酮类和17种类胡萝卜素。黄酮类物质具有抗炎症、强化血管和抑制凝血的作用。类胡萝卜素具有很强的抗氧化功效。这些成分使橙子对多种癌症的发生有抑制作用。

3. 健康食疗室

若想最大限度地摄入维生素C，应注意掌握以下膳食诀窍：

❶ 黄绿色蔬菜比淡色蔬菜维生素C含量高。

❷ 当季蔬果的维生素C含量较高，季节性的蔬菜、水果最好在当季食用。

❸ 水果和蔬菜用搅拌机搅拌后会破坏维生素C，榨汁机也一样，但破坏程度稍低一点儿。

❹ 水果、蔬菜不要切得太细、太小，切开的果蔬不要长时间暴露在空气中，最好现切现吃、现切现烧，以减少氧的破坏。

❺ 为了不在烹调时边切边煮食物，需要事先切好时，可加入少量的醋混合，以减少维生素C的损失。按照这个原则，吃沙拉时，加点儿醋也可以减少维生素C的损失。

❻ 若要保存新鲜的水果、蔬菜，应尽可能储存在冰箱里。

❼ 烧煮富含维生素C的食物时，时间尽可能短，并盖紧锅盖，以减少高温和氧的破坏。汤汁中的维生素C含量丰富，应尽可能喝掉。

⑧ 黄瓜中含有一种维生素C分解酶，会破坏其他蔬菜中含量丰富的维生素C，而且食物中维生素C含量越多，被黄瓜中的分解酶破坏的程度就越严重，因此不要把黄瓜和西红柿等维生素C含量高的蔬果一起吃。

■ 食疗营养餐 ■

芥蓝牛肉

维生素C+维生素B$_6$

主料：牛肉300克，面粉50克，芥蓝100克。

辅料：味精、料酒、葱花、盐、植物油、香油各适量。

做法：

❶ 将牛肉切成大片，拍松肉质，加入少许料酒、葱花、味精和盐，拌好；将切碎的芥蓝与面粉拌匀。

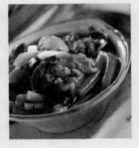

❷ 将锅烧热，加植物油，烧至五成热时将牛肉片放入，炸至金黄并浮起捞出。

❸ 原锅油留少许，下葱花，煸出香味，下芥蓝及配料，烹上料酒、香油，翻炒几下，放入炸好的牛肉，炒熟即可。

苦瓜炖排骨

维生素C+维生素B$_1$+维生素B$_2$

主料：苦瓜300克，排骨300克，豆芽适量。

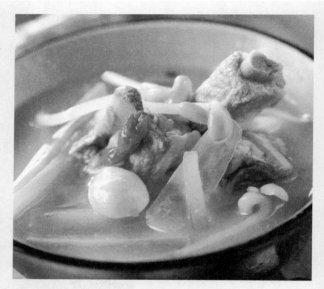

辅料：盐3克，味精4克，鸡精3克，白糖2克，胡椒粉1克。

做法：

① 苦瓜去子，切成3厘米长的菱形块，入沸水锅内焯，捞出沥干水分；排骨剁成与苦瓜相同大小的块，入沸水锅内焯，去除血污后捞出，沥干水分。

② 高压锅内加入清水，放入排骨，上火压8分钟（上汽）后倒入锅中，加入苦瓜、豆芽、盐、味精、鸡精、白糖，略烧入味后撒上胡椒粉即可。

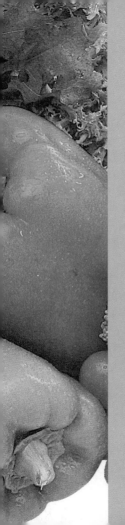

维生素D治病

- 维生素D是所有具有胆钙化醇生物活性的类固醇的统称，其中维生素D$_2$和维生素D$_3$是最重要的维生素D。但维生素D只溶解于脂肪和脂溶剂中，不溶于水，所以膳食中必须有适量的脂肪，使维生素D溶解于其中，才能被机体有效地吸收和利用。

- 维生素D具有帮助钙、磷吸收的功能，它的前体在体内合成，虽然称其为维生素，其实更类似激素；其次它的最佳摄取方式并不是通过饮食来补充，而是让皮肤接受阳光的照射，人体皮下固醇类物质经紫外线照射后即可形成维生素D，因此它又被称为阳光维生素。

1. 医疗档案馆

佝偻病是我国重点防治的小儿四大疾病（肺炎、贫血、佝偻病、腹泻病）之一。20世纪六七十年代，甚至到八十年代，佝偻病都是严重影响中国儿童发育的一种疾病。当时，我国不少地区，特别是北方地区患佝偻病的孩子很多。近年来，随着我国卫生保健水平的提高，维生素D缺乏性佝偻病的发病率逐年降低，且多数患儿属轻症。因我国北方冬季较长，日照短，佝偻病患病率高于南方。

而另一种与维生素D缺乏密切相关的病症——骨质疏松症，在我国的发病率却呈现逐年上升趋势。有关统计资料表明，我国骨质疏松症患者已达到8800万，其中40岁以上者发病率为16.1%，60岁以上者发病率为22.6%，超过80岁者发病率达到50%，随着年龄增加而

人体对维生素D的正常需要量								
年龄（岁）	0	1	4	7	14	18	50	孕妇	哺乳期
日摄取量（微克）	10	10	10	10	5	5	10	早期5 中期10 晚期10	10

呈上升趋势。一般情况下，发病率城市高于农村，女性高于男性，这与他们的户外运动状况密切相关。

外科医生：
防治佝偻病和骨质疏松症

体内一旦缺乏维生素D，婴幼儿就会患佝偻病，而成人则会患软骨症或骨质疏松症。佝偻病是一种脚骨和肋骨等所有骨骼变形、弯曲的疾病。骨质疏松症是骨中形成空隙，稍不留意就容易骨折的疾病，这种病在停经后的女性和高龄人群之中较为多见。

患有上述病症的人，应该积极参加户外活动和体育锻炼，增加阳光照射的机会，并适当补充钙和维生素D。众所周知钙是骨骼的重要构成元素，但人体吸收钙还需要维生素D的协助，如果缺少维生素D，即使补充再多的钙，依然不能被人体吸收，达不到应有的效果。

**维生素D
缺乏症**

- 牙龈脆弱，牙齿松动，易患龋齿
- 婴幼儿脊柱弯曲，X形腿、O形腿、佝偻病
- 上下肢肌肉痉挛
- 骨骼脆弱，易骨折，引起骨质疏松症、软骨症

牙科医生：
防治龋齿，保护牙齿健康

牙齿的主要成分是钙和磷，而钙和磷的代谢离不开维生素D的帮助。研究证明，患佝偻病的小孩牙齿稀疏，珐琅质钙化差、有凹陷的裂缝，特别易患龋齿。为保护牙齿，特别是少儿时期，尤应注意维生素D的摄取量。

内科医生：
预防癌症，加速治愈结核病

维生素D有助于降低罹患结肠癌、乳腺癌和宫颈癌的风险，这是美国研究人员对全球63项关于维生素D与癌症间关系的研究进行分析之后得出的结论。日本《日经产业新闻》则报道说，维生素D可防止正常血细胞突变引起的白血病，同时还具有抑制白细

维生素 D

医疗功效

- 强化骨骼与牙齿
- 维持婴幼儿牙齿、骨骼的正常发育
- 保持肌肉力量
- 防治佝偻病
- 预防成人更年期钙质流失、骨质疏松
- 有助于治疗结膜炎

胞增殖的作用。

另外，维生素D还可促使结核病灶的钙化，加速治愈结核病。

美容医生：
抑制皮肤红斑，治疗皮肤病

体内维生素D缺乏时，皮肤很容易溃烂。摄取维生素D可以抑制皮肤红斑形成，治疗牛皮癣、斑秃、皮肤结核等。

特殊需求人群

● 浓烟污染地区的人。

● 写字楼职员、夜间工作者或因为穿着、生活工作方式而不能充分照射阳光的人。

● 皮肤颜色较黑且住在北方气候型地域的人。

● 正服用抗痉挛药物的人。

● 素食者、婴幼儿和老年人。

补给须知

● 维生素D与维生素A、维生素C、胆碱、钙和磷一起服用，效果最佳。

● 维生素D与维生素A、维生素C同时服用可预防感冒。

● 妇女怀孕期间若服用维生素D过量，可能导致胎儿不正常，须注意不宜超过建议量。

● 以牛奶为主食的婴儿，应适当补充维生素D并经常接受日光照晒，有利于生长发育。

● 脱脂牛奶中不含维生素D。

副作用

● 长期服用药理剂量的维生素D，不论成年人还是儿童都可引起中毒。维生素D中毒的症状和表现主要是高钙血症及由此引起的肾功能损害和软组织钙化等。临床表现包括：食欲减退、无力、心搏迟缓、心律失常、恶心、呕吐、烦渴、便秘、多尿等。

● 有人报告长期大剂量服用维生素D，能使血清胆固醇增高，血压上升。

2. 天然补给站

　　维生素D的活性形式在自然界中的分布并不广泛，主要存在于海鱼、动物肝脏、蛋黄和瘦肉等动物性食物中。鱼肝油、乳酪、坚果、海产品和添加维生素D的营养强化食品也含有丰富的维生素D。植物性食物几乎不含维生素D。

常见食物维生素D含量			
序号	食物名称	含量 （国际单位/100克）	食用标准参考量
1	鱼肝油	8000～30000	5～15毫升/次，每天3次
2	沙丁鱼（罐头）	1150～1570	每次1罐
3	鲮鱼	1100	每次100克
4	三文鱼	154～550	生食30克，熟食60～80克
5	蛋黄	150～400	每天1～2个
6	小虾	150	每次40克
7	鸡肝	50～67	每餐50克
8	奶油	50	每次20克
9	猪肝	44～45	每餐50克
10	干酪	12～15	每次1块

■ 补给榜中榜 ■

鱼肝油

　　鱼肝油是从鲛类动物肝脏中提出的一种脂肪油，被很多人视为婴幼儿时期必不可少的营养品。鱼肝油中含有丰富的维生素A与维生素D。维生素A对维持夜间的视觉和上皮细胞的完整有重要作用，可以防止由于维生素A缺乏而引起的夜盲症。维生素D有帮助钙的吸收和促进骨骼钙化的功能。

沙丁鱼

　　亦称"鰛"，是一些鲱鱼的统称，身体侧扁，通常为银白色。具有生长快、繁殖力强的优点，且肉质鲜嫩，脂肪含量高。清蒸、红烧、油煎及腌干蒸食均味美可口。沙丁鱼

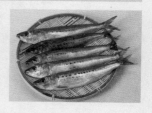

罐头是用沙丁鱼和番茄酱做成的罐装食品，可制成三明治，也是人们餐桌上的佐餐佳品。据有关资料介绍，沙丁鱼中含有一种具有5个双键的长链脂肪酸，可降低血液中胆固醇和中性脂肪，防止血栓生成，对治疗心脏病有特效。沙丁鱼含有丰富的维生素D，可促进体内钙的吸收利用。

三文鱼

三文鱼，学名鲑鱼，也叫大马哈鱼，或大麻哈鱼，是世界名贵鱼类之一。它鳞小刺少，肉色橙红，肉质细嫩，营养丰富。三文鱼中的维生素D含量特别丰富，有助于人体对钙质的吸收，另外所含的维生素E能促进血液循环，消除身体酸痛，防止手脚冰冷。三文鱼肉富含不饱和脂肪酸，能有效降低血脂和血胆固醇，防治心血管疾病。所含的$\Omega-3$脂肪酸更是脑部、视网膜及神经系统生长必不可少的物质，可增强脑功能、防治老年痴呆症并预防视力减退。

蛋黄

蛋黄是禽蛋里营养最丰富集中的部分。蛋中的脂肪绝大部分在蛋黄内，且分散成细小颗粒，极易被吸收。禽蛋的绝大部分维生素都集中在蛋黄中，包括维生素A、维生素D、维生素E、维生素K和B族维生素等，钙、磷和铁含量也很高，另外还含有卵磷脂、叶黄素和玉米黄素等有益人体健康的成分，有补铁、护眼、帮助大脑发育等功效，常被作为婴儿的第一种辅食。

3.健康食疗室

　　若想最大限度地摄入维生素D，应注意掌握以下膳食诀窍：

　❶蘑菇中含有维生素D的前体麦甾醇，这种物质只有接受紫外线照射才能够转化为维生素D，所以不妨在天气晴朗时把蘑菇放在太阳下晒一会儿再吃。

　❷瓶装牛奶放在阳光下晒一会儿，可增加维生素D。

　❸开盖即食的鱼罐头，是几乎没有损失维生素D的食品。

■ 食疗营养餐 ■

蛋黄南瓜

维生素D+维生素B₁+维生素B₂+维生素C

主料：南瓜400克，咸蛋黄4个。

辅料：味精、鸡精、白糖、盐、植物油各适量。

做法：

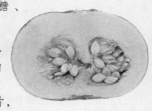

❶ 先将咸蛋黄蒸熟（约10分钟），再放到墩头上用刀切成粉末状。

❷ 南瓜去皮去子，切成厚片，

植物油烧至5成热时，倒入南瓜煎3分钟（也可以煎老点儿，味更香），捞出。

❸ 锅留底油，倒入蛋黄用小火熬匀（大约1分钟），有泡沫浮起状时倒入南瓜，再放味精、鸡精、白糖和盐，炒匀即可出锅。

酸甜猪肝

维生素D+维生素A+维生素C+维生素E

主料：猪肝250克，菠萝肉100克，木耳（水发）30克，枣适量。

辅料：白糖20克，淀粉20克，葱10克，姜、香油、醋、植物油各适量。

做法：

❶ 将猪肝、菠萝肉分别切成小片；木耳择洗干净，撕成小片；葱去根洗净，切成段；姜切块。

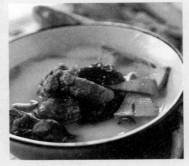

❷ 把淀粉加水适量调匀成湿淀粉，将猪肝片放入碗内，加酱油、湿淀粉，拌匀上浆。

❸ 炒锅上火，放入植物油，烧至六成热，下猪肝滑熟，捞出沥油。

❹ 原锅内放入姜、葱段、木耳、菠萝肉和枣，略炒几

下，加入醋、白糖，沸后用湿淀粉勾芡。

⑤ 倒入猪肝与勾芡的木耳、菠萝肉等翻炒均匀，淋入香油即成。

一品素包

维生素D+维生素B₂+维生素C+维生素E+维生素K

主料：绿豆芽250克，粉丝40克，菠菜80克，面粉500克，木耳（干）25克，香菇（鲜）25克。

辅料：盐、味精、香油、胡椒粉、白糖、酵母、泡打粉各适量。

做法：

① 绿豆芽入开水锅中略烫，捞起，放凉；菠菜入开水锅中略烫，捞起来放凉；绿豆芽切细末挤干，菠菜切细末挤干，放入盛器中。

② 粉丝切细末，木耳、香菇各切细末，放盛器中加调料（盐、味精、香油、胡椒粉），仔细拌匀成馅。

③ 将发好的面团分小块，再擀成面皮，包入馅，捏好，蒸熟即可。

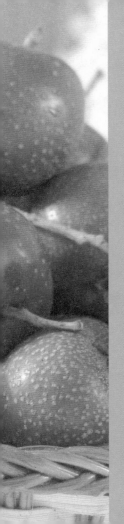

维生素E治病

- 维生素E因与生育有关，故又名生育酚，属于酚类化合物，是一种脂溶性的维生素。与大多数维生素不同的是，维生素E抗热性特别强，即使加热到100℃也几乎不受影响。

- 维生素E极易氧化，可保护其他物质不被氧化，能对抗生物膜的脂质过氧化反应，保护生物膜结构和功能的完整，延缓衰老。维生素E能够强化黄体激素及男性激素的分泌，促进精子的生成和成熟，是维持人体正常生殖能力必不可少的物质。

1. 医疗档案馆

　　中国居民的膳食结构主要以植物性食物为主，维生素E的摄入量普遍较高。如果没有脂肪吸收障碍，膳食中提供的维生素E已基本能满足正常的人体需要。我国成年人如果每天再补充10毫克维生素E，即可延缓衰老；而儿童、青少年饮食中摄入的维生素E，已超过RDA规定的摄入量，不可再另外补充。

　　人体缺乏维生素E，易引发溶血性贫血、肌肉变性、生殖功能障碍等疾病，而过量轻则腹泻、头晕、恶心，重则会导致皮肤皲裂、口角炎、荨麻疹等病症。近年来，随着维生素E美容、抗衰老等功效日益为人们所熟知，其应用范围和剂量也呈快速增加趋势，但专家提醒，补维生素E要特别注意适可而止，过犹不及。

人体对维生素E的正常需要量								
年龄（岁）	0	1	4	7	14	15	50	孕妇	哺乳期
日摄取量（毫克）	3	4	5	7	14	14	14	14	14

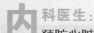

内科医生：
预防心脏病、脑溢血和癌症

抑制过氧化脂质生成是维生素E在人体中的重要作用。血液中的胆固醇覆盖在脂肪膜上，被氧化后形成过氧化脂质。过氧化脂质黏附在血管壁上造成动脉硬化，从而导致血液循环恶化，易引发心肌梗死、脑溢血等症。此外过氧化脂质还会损害肝脏、肺脏等各种器官，同时，过氧化脂质是导致癌症的重要元凶之一。而充分摄取维生素E可分解过氧化脂质，起到预防疾病、强身健体的作用。

维生素 E
缺乏症

- 缺乏活力，无法集中精神
- 掉发、脱发
- 皮肤易出色斑
- 易出现哮喘等呼吸系统障碍
- 易引发动脉硬化，从而导致心脏疾病、脑溢血等疾病
- 儿童溶血性贫血
- 血液循环恶化，引发寒症、冻疮、肩周炎、头痛
- 女性易出现不孕、流产、痛经，加重更年期综合征
- 性能力降低、生殖功能障碍
- 患癌症危险增加
- 肌肉僵硬，运动能力低下

妇科医生：
防治流产，治疗不孕不育

维生素E可治疗不育症，这一点已为医学界认可。有报告说，在不育症的治疗过程中，维生素E和排卵诱导剂同时服用，能提高妊娠率。这和储存在肾脏和卵巢中的雄性激素、雌性激素等类固醇激素的代谢有关。临床上维生素E还可用于治疗先兆流产和习惯性流产。一项针对数百名习惯性流产妇女的研究发现，服用维生素E的妇女，有97.5%生出了健康的婴儿，而未服用维生素E的妇女仍再次流产。

此外，绝经后的妇女，体内维生素E的浓度会大幅下降，此时如果能补充适量维生素E，对女性安然度

维生素E
医疗功效

- 缓解疲劳
- 保护肺部不受污染物的侵害，提高机体免疫力
- 防止血管硬化，降低心脏疾病、脑溢血等症的发病率
- 防止血液凝固
- 预防脂肪肝，增强肝脏解毒功能
- 对体冷及更年期障碍等症状有一定改善
- 提高生殖能力
- 抑癌，延缓衰老
- 提高氧的利用率，提高运动能力

过更年期大有帮助。

保健医生：
延缓衰老

科学家认为，衰老其实是一种慢性疾病，与之抗衡的唯一办法就是补充抗氧化剂。维生素E全面、高效的抗氧化作用，能保护细胞膜上的多不饱和脂肪酸免受自由基的攻击，维持细胞膜的完整性；此外，也有研究证实，维生素E能减慢动物成熟后蛋白质分解代谢的速度，这也有利于缓解衰老对人们的侵害。

美容医生：
防治色斑，保持肌肤活力

维生素E有很强的抗氧化作用，可防止色斑、心脏脂褐质的产生；维生素E能稳定细胞膜的蛋白活性结构，促进肌肉的正常发育及保持肌肤的弹性，令肌肤和身体保持活力；维生素E进入皮肤细胞更能直接帮助肌肤对抗自由基、紫外线和污染物的侵害，防止肌肤因一些慢性或隐性的伤害而失去弹性、老化。

特殊需求人群

● 喝以氯气消毒的自来水的人，服用避孕药、激素的人。

● 心血管病、帕金森氏综合征患者。

● 严重灼伤或外伤者。

● 血液循环不佳、静脉曲张者。

● 孕妇、乳母和中老年人，特别是面临更年期的妇女。

补给须知

● 一般市售维生素E补充品有脂溶性的软胶囊及水溶性的锭剂可供选择，长面疱、不能吃油腻食物者及40岁以上的人较适合水溶性锭剂。

● 维生素E可促进维生素A的吸收、利用和肝脏储存，防止维生素A过多症，但服用太多则会耗尽维生素A。

● 维生素E代谢物具有拮抗维生素K的作用，能降低血液凝固性，故应避免与双香豆素及其衍生物同服。

● 缺铁性贫血患者补铁时，对维生素E的摄入量可适当增加。

● 维生素E可增强洋地黄的强心作用和华法林等的抗凝作用。

● 雌激素与维生素E并用时，如用量大，疗程长，可诱发血栓性静脉炎。

副作用

● 长期大量服用可引起恶心、呕吐、眩晕、头痛、视力模糊、皮肤皲裂、唇炎、口角炎、胃肠功能紊乱、腹泻等症状。

● 超量服用，个别患者发生凝血时间延长，改变内分泌代谢和免疫机制，妇女可引起月经过多、闭经、性功能紊乱等，并有引发血栓性静脉炎或栓塞的危险。

2. 天然补给站

维生素E在食物中的分布范围较广。植物油是维生素E最好的食物来源，含量高的还有芝麻、核桃仁、瘦肉、乳类、蛋类、花生米、莴笋等。

常见食物维生素E含量			
序号	食物名称	含量 （毫克/100克）	食用标准参考量
1	黑芝麻	50.40	每次50克
2	花生油	42	每天40克
3	色拉油	24	每天40克
4	香菜	22.15	每次3~10克
5	杏仁	18.53	每次20克
6	辣椒	8.76	鲜辣椒每次100克； 干辣椒每次10克
7	芸豆	7.74	每次40~60克

■ 补给榜中榜 ■

黑芝麻

芝麻原称胡麻，是我国四大食用油料作物的佼佼者，它的种子含油量高达61%。芝麻主要分为白芝麻、黑芝麻两种，白芝麻主要作为榨油用。黑芝麻含有大量的脂肪和蛋白质，还有糖类、维生素A、维生素E、卵磷脂、钙、铁、镁等营养成分；其所含有的维生素E尤其丰富，维生素E能促进细胞分裂，推迟细胞衰老，常食可抵消或中和细胞内"游离基"的积累，起到抗衰老和延年益寿的作用；黑芝麻作为食疗品，有益肝、补肾、养血、润燥、乌发、美容作用，是极佳的保健美容食品。

花生油

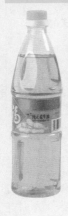

花生油是用花生仁榨的油，是目前中国主要的食用植物油之一。花生油可提供给人体大量营养，而且能增加食品的美味，可用于炒、煎、炸多种食品。花生油含丰富的油酸、卵磷脂和维生素A、维生素D、维生素E、维生素K及生物活性很强的天然多酚类物质，有降低血小板凝聚，降低总胆固醇和坏胆固醇水平，预防动脉硬化及心脑血管疾病的功效。

色拉油

色拉油俗称凉拌油，是经过精炼加工而成的精制食用油。色拉油色泽澄清透亮，气味新鲜清淡，加热时不变色，无泡沫，很少有油烟，可用于煎、炒、炸、凉拌菜肴，能保持蔬菜和其他食品原有的味道和色泽。色拉油中含有丰富的维生素E，可以抗衰老，增强免疫力；含有丰富的亚油酸等不饱和脂肪酸，具有降低血脂和胆固醇的作用，在一定程度上可以预防心血管疾病的发生；还含有一定的豆类磷脂，有益于神经、血管、大脑的发育生长。色拉油不含致癌物质黄曲霉素和胆固醇，对机体有保护作用。

杏仁

杏仁有苦甜之分：甜杏仁可以作为休闲小吃，也可做凉菜；苦杏仁一般用来入药，并有小毒，不能多吃。 杏仁含有丰富的蛋白质、维生素E及钙、镁、锌、硒等矿物质，还含有丰富的黄酮类和多酚类成分，这些成分不但能够降低人体内胆固醇的含量，还能显著降低心脏病和很多慢性病的发病危险。杏仁还有美容功效，能促进皮肤微循环，使皮肤红润光泽。

芸豆

芸豆，学名菜豆，分大白芸豆、大黑花芸豆、黄芸豆、红芸豆等品种，前两种尤为著名。芸豆营养丰富，蛋白质、钙、铁、B族维生素等含量均超过鸡肉数倍，钙、维生素C、维生素E的含量也颇高。芸豆还含有皂苷、尿毒酶和多种球蛋白，能有效提高免疫力，激活T淋巴细胞，而尿素酶更是对肝昏迷患者有较好疗效。常食芸豆可促进肌肤新陈代谢，缓解皮肤、头发的干燥。芸豆中的皂苷类物质能促进脂肪代谢，是减肥者的理想食品之一。

辣椒

辣椒，又名尖椒，分青、红两种，都可作蔬菜食用，也都有强烈刺激的辣味，食后舌头有灼热感。辣椒还可用作调味品，特别是红辣椒，常被用来烹饪各种辣味菜肴，如"重庆水煮鱼"等。辣椒含有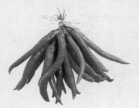辣椒素、二氢辣椒素、维生素A、维生素C、维生素E、维生素P及钙、磷、铁等多种成分。其中呈辣味的主要是辣椒素和二氢辣椒素，它们对口腔及胃肠有刺激作用，能促进消化液分泌，改善食欲。

莴笋

　　莴笋，莴苣的变种，色泽淡绿，制作菜肴可荤可素、可凉可热，口感鲜嫩爽脆，具有独特的营养价值。莴笋中含有多种维生素和无机盐，特别是含有丰富的维生素E，能减缓人体衰老、防止皮肤色素沉着，起到美容的功效。铁的含量也较高，食用新鲜莴笋对治疗各种贫血非常有利。莴笋中还含有一种酶，能消除强致癌物质亚硝胺。此外，莴笋中的氟可帮助牙齿和骨骼的形成。

黄花菜

　　黄花菜，原名萱草，又叫金针菜，是人们喜爱的传统蔬菜之一。因其花瓣肥厚，色泽金黄，香味浓郁，食之清香、鲜嫩，营养价值高，被视作"席上珍品"。黄花菜含磷丰富，并含有维生素E等延缓衰老的物质，具有较佳的健脑抗衰功能，有"健脑菜"之称，精神过度疲劳的现代人当经常食用。常食黄花菜，还可降低血清胆固醇，预防中老年疾病。除此之外，黄花菜还有止血消炎、利尿安神、健胃等功效。

3. 健康食疗室

若想最大限度地摄入维生素E，应注意掌握以下膳食诀窍：

❶维生素E多含于植物油中，生吃最能保证有效摄取（例如拌在沙拉中）。

❷为了使烹调油中的维生素E氧化减少，可将烹调油放在阴凉避光的地方，最好放在与空气隔绝且避光的地方。

❸油炸食物时，油温最好控制在180℃以下，决不能达到190℃以上，超过200℃将产生烟雾，引起烫伤并且导致维生素E流失。

❹如果用铁锅油炸食物，要尽快将炸熟的食物取出，如果食物一直放在铁锅中，维生素E与铁反应而氧化，维生素E效力会降低。

❺点心中的油含有丰富的维生素E，但很容易氧化，所以，购买点心后，应避开紫外线存放，如有铝箔包装最好。

❻鱼罐头中的油也富含维生素E，煮蔬菜的时候，可以加入少量罐头中的油以调味。

■ 食疗营养餐 ■

八宝饭

维生素E+维生素A+维生素C+维生素P+B族维生素

主料：糯米250克，红枣（干）20克，梅子5克，葡萄干10克，核桃仁10克，瓜子仁5克，红绿丝5克，红豆沙20克。

辅料：白糖50克。

做法：

1. 将红枣、核桃仁洗净；糯米淘洗干净，加适量水，上锅蒸熟，并将蒸熟的糯米饭放凉，加白糖拌匀。

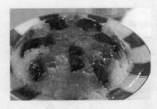

2. 将饭碗的内壁涂抹一层油，然后用红枣、梅子、核桃仁、瓜子仁、葡萄干、红绿丝等在碗底摆成花色图案。

3. 取适量蒸熟的糯米饭盖放在摆图案的碗里，糯米饭上面放一层豆沙馅，豆沙馅上再放一层糯米饭，并将其抹平；将碗放在笼屉再蒸30分钟，取出碗，倒扣在大盘内即可。

黑芝麻桑葚糊

维生素E+维生素C

主料：黑芝麻100克，桑葚150克，大米50克。

辅料：白糖20克。

做法：

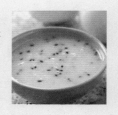

① 将黑芝麻、桑葚、大米分别淘洗干净，一起捣烂。

② 砂锅内放清水3碗煮沸后加入白糖，待糖溶水沸后，徐徐放入捣烂的黑芝麻、桑葚、大米，煮成糊状即可。

杏仁银耳

维生素E+维生素D

主料：干银耳15克，甜杏仁15克，红枣适量。
辅料：糯米浆50克，冰糖200克。
做法：

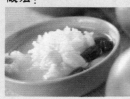

① 银耳用清水泡发1小时，去蒂洗净；红枣洗净。

② 冰糖加清水500毫升，下锅用微火煮成冰糖水，用净纱布过滤装碗。

③ 杏仁用温水泡5分钟后，去膜切末，加清水100毫升磨成浆，用净纱布过滤，另装1碗。

④ 糯米浆盛小盆，加清水100毫升调稀。

⑤ 将水发银耳和红枣放碗里，冲入冰糖水，上笼屉蒸20分钟取出，冰糖水滗在小碗内。

⑥ 将冰糖水下锅煮沸，慢慢倒入杏仁浆、糯米浆，不断搅动（防止沉淀）至煮成浓浆时，加入银耳稍煮，起锅装入汤碗即成。

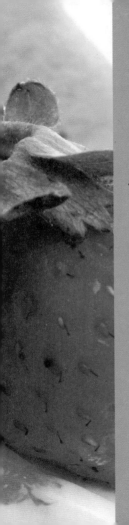

维生素H治病

- 维生素H又称辅酶R，其最通用的名称是生物素，属水溶性B族维生素。
- 生物素在体内扮演辅酶的角色；可帮助制造脂肪酸，帮助蛋白质、叶酸、泛酸和其他维生素的吸收和利用，是维持人体正常生长发育及健康必要的营养素。生物素无法人工合成，在食物中是与蛋白质结合在一起的，摄入体内后需在消化道中转变成游离状态才能被吸收。除由食物供给外，生物素还可由肠内细菌合成，一般不需要额外补充。

1. 医疗档案馆

生物素广泛存在于动物性和植物性食品之中，加之肠道细菌也能合成一部分，因此通常人体不会缺乏生物素。但如果吃生蛋清或磺胺类药物过多，也易引发生物素缺乏症。生物素缺乏的体征包括皮炎、萎缩性舌炎、感觉过敏、肌肉痛、倦怠、厌食和轻度贫血。补充生物素后这些症状就会消失。

人体对维生素H的正常需要量								
年龄 （岁）	0	1	4	7	14	15	50	孕妇	哺乳期
日摄取量 （微克）	5	8	12	16	25	30	30	30	35

外科医生：
治疗皮炎，维护皮肤健康

生物素被称为皮肤的维生素，是缔造健康肌肤不可缺少的营养，最初就是在研究如何预防皮肤炎症时发现它的功效的。近几年，生物素对特应性皮炎具有的药理作用日渐为人所瞩目。灰尘、扁虱等应变原一

维生素 H
缺乏症

- 抑郁、精神萎靡
- 易脱发，过早白发
- 萎缩性舌炎
- 面色苍白
- 食欲不振、恶心、呕吐、轻度贫血
- 脂溢性皮炎，皮肤黯淡
- 强烈的疲劳感，四肢无力、肌肉疼痛、萎缩

且侵害人体，体内特殊细胞受到刺激会排出组胺，组胺会引起皮肤炎症。组胺酸是组胺产生的根源，而生物素能向体外排出组胺酸，从而减少特应性皮炎发生的可能。如果能和有助于消除活性氧、控制炎症的抗氧化维生素（β–胡萝卜素、维生素C、维生素E）同时服用，效果更好。

内 科医生：
调节血糖，预防糖尿病

生物素能提高葡糖苷酶的活力，从而可加速葡萄糖在体内的分解，帮助改善血糖的调节，预防糖尿病。

同时，生物素还具有促进神经组织、骨髓发育，维护男性性腺正常功能及治疗肠内念珠菌等作用。

保健医生：
帮助减肥，改善失眠

生物素能够促进糖类、蛋白质及脂肪的代谢，并帮助这些成分转化为热量，因此能起到帮助减肥的作用，另外它对忧郁、失眠等症状的改善也有一定帮助。

美容医生：
防治白发、谢顶

少年白发、未到中年已额线渐高，是许多现代人共同的困扰，而生物素正是秃头族的救星。如果你已经有严重脱发的现象，很可能是因为缺乏生物素。为了避免头发日渐稀疏，不妨多注意补充生物素，其对预防白发也颇具功效。

维生素 H
医疗功效

- 减轻湿疹、皮炎症状
- 预防白发、谢顶、修复"少白头"
- 参与脂肪代谢，帮助减肥
- 保持皮肤健康
- 改善血糖的调节
- 治疗肠内念珠菌感染
- 缓解肌肉疼痛
- 维护男性性腺的正常功能
- 促进汗腺、神经组织、骨髓的发育

特殊需求人群

● 厌食的成人、头发稀疏的人、喜食生鸡蛋和饮酒的人、服用抗生素或磺胺药剂的人。

● 女性妊娠期间，生物素会明显流失，应在医师指导下合理补充。

● 精神抑郁者、部分记忆缺失者及皮炎、婴儿脂溢性皮炎患者。

补给须知

● 生物素和维生素A、维生素B_2、维生素B_6、烟酸一同摄取，功效更佳。

● 生蛋清、水、磺胺药剂、雌激素、酒精等都是生物素的克星。

● 长时间服用抗痉挛的药物，如苯妥英钠（用作抗惊厥和抗癫痫药）、普里米酮、镇静安眠剂会降低血液中生物素的含量。

● 目前美容市场上有一种"生物素除皱法"，该"生物素"实际上应叫"肉毒素"，是地球上迄今为止最毒的物质之一，而非本书中介绍的营养素。

副作用

● 过量摄入生物素将会增加对肌醇的需要，可能引起脂肪肝。

2. 天然补给站

　　生物素最好的食物来源是牛肝和牛肾、蛋黄、大豆和酵母粉，在燕麦、大麦、小麦、黑麦等粮食以及大豆、扁豆等豆类和杏仁、腰果、核桃等坚果中，也可以发现中等含量的生物素，大多数水果、蔬菜和肉类的生物素含量很低，只有菜花和蘑菇例外。

		常见食物生物素含量	
序号	食物名称	含量 （微克/100克）	食用标准参考量
1	酵母	100～200	适量
2	牛肝	96	每餐50克
3	猪肾	32	每餐50克
4	鸡蛋	22.5	每天1～2个
5	菜花	17	每餐70克
6	蘑菇	16	每次30克
7	全麦面	7～12	每餐100克
8	豌豆	9.4	每次50～70克
9	羊肉	5.9	每次50克
10	牛奶	2～5	每次100毫升

■ 补给榜中榜 ■

酵母

酵母是人类应用比较早、也是应用最为广泛的微生物，人们经常利用它来制作各种发面食品和酿酒。酵母富含优质蛋白质和人体必需的8种氨基酸，B族维生素及人体必需的多种微量元素，如锌、硒、铁、钙，多种膳食纤维等。其各营养成分的比例符合人体最佳营养配比的要求。

菜花

菜花分为白、绿两种，其中绿菜花比白菜花营养价值更高。菜花含有丰富的生物素、维生素A、维生素C、维生素K等多种维生素，还有较多的钙、磷、铁和钼、锰等矿物质，对促进机体代谢有较大的作用。常吃菜花能爽喉、开音、润肺、止咳，增强肝脏解毒能力，防止感冒和坏血病的发生，减少乳腺癌、直肠癌及胃癌等癌症的发病概率。

全麦面

全麦面是由整粒的小麦（小麦种子）磨制而成，保留了糠层和胚芽，也保留了更多的营养，具有与糙米同样的食用价值。全麦面中含有大量的B族维生素，具有维持神经系统健康、消除烦躁不安、促进睡眠等作用。全麦面还富含膳食纤维，有加强营养吸收和清理肠胃垃圾的功效，能够治疗便秘，有助减肥。

蘑菇

　　蘑菇营养丰富、味道鲜美，是世界上人工栽培最广泛、产量最多、消费量最大的食用菌。蘑菇中含有丰富的蛋白质，可消化率达70%～90%，享有"植物肉"之称。蘑菇所含的多糖类物质，具有抗癌作用。蘑菇还含有大量矿物质、维生素等，且常食不会发胖，并可同时增强身体免疫力，是一种较好的减肥美容食品。

羊肉

　　羊肉是人们较常食用的肉类之一，性温，是传统的冬补佳品。羊肉不但味道鲜美，而且营养价值高，含有丰富的维生素和微量元素、蛋白质，而胆固醇的含量也是肉类中最低的。寒冬常吃羊肉可益气补虚，促进血液循环，增强御寒能力。羊肉还可增加消化酶，保护胃壁，帮助消化。中医认为，羊肉还有补肾壮阳的作用，男士适合经常食用。

3.健康食疗室

若想最大限度地摄入维生素E、生物素，应注意掌握以下膳食诀窍：

❶生蛋清是生物素的大敌，可导致生物素无法被人体吸收，应尽量吃熟鸡蛋。

❷生物素是水溶性维生素，易在烹调过程中流失，因此炒菜要快，有汤的菜最好喝汤。

❸不要让食物直接接受紫外线的照射。

■ 食疗营养餐 ■

西蓝花炒虾仁

生物素+维生素A+维生素C+维生素K

主料：西蓝花250克，虾仁200克，鸡蛋1个。

辅料：盐、白糖、味精、小苏打、胡椒粉、大油、料酒、香油、鸡汤、玉米粉、湿淀粉、葱、姜各适量。

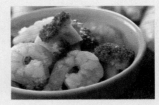

做法：

❶将虾仁去除沙线，洗净；西蓝花切块；葱、姜切小片。

2. 将虾仁用鸡蛋清、小苏打、味精、盐、胡椒粉、玉米粉浆好。用鸡汤、盐、味精、胡椒粉、白糖、香油、湿淀粉兑成汁。

3. 起锅上火，放大油，烧热后入西蓝花滑炒，再入虾滑透，一起倒出控油。油锅入葱、姜片稍煸，即入西蓝花和虾仁，烹入料酒，把汁搅匀倒入锅内，颠翻几次即成。

栗子猪肾粥

生物素+维生素C

主料：粳米100克，猪肾90克，栗子（鲜）50克。

辅料：盐2克。

做法：

1. 粳米淘洗干净，浸泡30分钟后捞起，沥干水分。

2. 栗子去皮后切成碎粒；猪肾洗净，切成薄片备用。

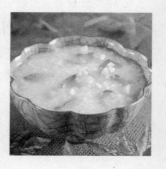

3. 将粳米、栗子放入锅内，注入约1200毫升冷水，待粥将沸时放入猪肾，再沸时改用小火慢煮，见米烂粥稠，下盐调味即可。

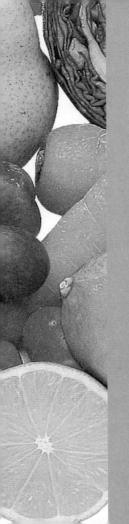

维生素K治病

- 维生素K分为两大类，一类是脂溶性维生素，即从绿色植物中提取的维生素K_1和从微生物中提取的维生素K_2。另一类是水溶性维生素，由人工合成，即维生素K_3和维生素K_4。

- 维生素K又叫凝血维生素，在体内起着控制血液凝固的作用。除了凝血作用之外，维生素K还参与骨钙的代谢。此外，维生素K还参与细胞生物氧化-还原过程，是呼吸链的成员之一。

- 人类每天的维生素K最低需要量尚无公认标准，成人建议摄取量为每千克体重0.5～1.0微克。新生儿缺乏肠道合成细菌时，每天约需1毫克。

1.医疗档案馆

维生素K广泛存在于食物中，且肠道细菌也能合成，因此成人原发性维生素K缺乏症并不常见，其缺乏症主要见于新生儿。维生素K不足可导致全身各处出血。轻者皮肤与外界物体碰撞即发乌或起青色，重者口腔、鼻黏膜、胃、肠以及泌尿道等处自发性出血。如果出血部位发生在颅内，可发生生命危险。

近年来维生素K缺乏所致新生儿颅内出血的病例屡见报道。一项对新生儿的群体追踪调查结果显示，

维生素K
缺乏症

- 婴儿脑出血、吐血
- 易流鼻血
- 受伤和内出血时不易止血，皮下出血
- 新生儿肠、脐带及包皮部位出血
- 易发大肠炎，胃黏膜弱
- 小儿慢性肠炎、腹泻
- 骨骼脆弱
- 尿血、胃出血
- 热带性下痢

出血发生率约为0.24%，在52名出现出血症状的婴儿中，有30名是由维生素K缺乏引起的，且93%发生在出生头3个月。

近期对547名新生儿脐血检测结果表明，城市和农村足月儿维生素K缺乏率分别高达32.8%和65.8%。我国每年约有10万儿童死于颅内出血，婴儿维生素K缺乏是主要原因之一。

维生素K
医疗功效

- 防止新生儿出血疾病
- 平时抑制血液凝固，出血时帮助血液凝固
- 帮助骨骼形成，使骨骼更健康
- 防止月经期大量出血

儿科医生：
防治新生儿出血症

新生儿出血症是由于维生素K缺乏、体内某些维生素K依赖凝血因子活力低下而引致的自限性出血性疾病。这种病常于新生儿出生后2～5日内发病，病情较轻者4～5日后自行停止出血，较重者可导致贫血，甚至发生休克，是严重危害婴儿生命的疾病。为防止新生儿出血症的发生，母亲在怀孕期间就应多食含维生素K丰富的食物，并在新生儿出生后适当肌注维生素K_1。如果婴

儿出现出血，也可用维生素K₁给予肌注治疗。

骨科医生：

强健骨骼，防治骨质疏松症

维生素K与钙质的代谢有关。它能适应需要，从骨骼中将钙输送到血液中，同时也会再吸收钙，以避免其排到尿液中。因此，维生素K能够抑制人体骨骼中的钙流出。维生素K一旦不足，骨骼中就无法溶入足够的钙质，从而造成骨骼脆弱。

人们不仅是在成长期，即使成年后也应该持续摄取维生素K，这样不仅可以预防还可以治疗骨质疏松症。

妇科医生：

治疗痛经及月经过多等生理期疾病

痛经及月经过多是困扰众多女性的常见妇科病，严重影响了她们的日常生活质量。维生素K可很好地缓解这两种症状。维生素K有调节神经系统的功能，使月经期不受精神因素的影响，达到镇静、镇痛的目的；另外维生素K还有缓解平滑肌痉挛的作用，当子宫平滑肌痉挛引起疼痛时，使用维生素K可得到缓解。

维生素K能够促进血液正常凝固，减少生理期大量出血，预防血崩。

内科医生：

治疗支气管炎，预防哮喘

支气管炎发病时，细支气管平滑肌痉挛、黏膜充血、水肿和分泌物增加，患者会出现咳嗽、发作性呼吸困难，如果病情继续发展，呼吸困难会加重，甚至出现哮喘。

维生素K对人体内的平滑肌有较强的解痉作用，它不但能平喘，还有止咳的功能，对中枢神经也有镇静作用。维生素K还与抗生素有协同作用，可增强抗生素治疗支气管炎的疗效。

特殊需求人群

● 经常流鼻血的人、有外伤的人。

● 正在服用抗生素的人。

● 早产的婴儿。

● 缺乏足够胆汁吸收脂肪者。（需经由注射补充）

补给须知

● X光、放射线、冷冻加工、阿司匹林及空气污染都是维生素K的大敌。

● 天然形式的维生素K₁、维生素K₂通常不会使人中毒。

● 服用过量维生素K补充品会损害肝脏功能，因此肝病患者不宜服用。

● 孕妇及哺乳期妇女应避免大量服用维生素K补充品。

● 使用抗生素会造成肠内细菌数量减少或肠道功能降低，维生素K便会相对不足。

● 在服用抗血液凝固剂时摄取维生素K（即使来源为天然食物），将使抗血液凝固剂的药性产生反效果。

副作用

● 服用维生素K补充品可能产生脸泛红、发红疹、肠胃不适、皮肤瘙痒等过敏症状。

● 摄取过量维生素K会造成血栓，损害肝脏功能，引起维生素K过剩症，出现呼吸困难、胸闷、皮肤水疱，甚至溶血性贫血等不良反应。

2. 天然补给站

食物中的维生素K在烹调中受损程度很轻微，是从食物中较易取得的营养素。维生素K的食物来源，在植物性食物中以绿叶蔬菜含量较高，水果及谷物中含量较低；在动物性食物中内脏、肉类与奶类中也有一定含量。

常见食物维生素K含量			
序号	食物名称	含量 （微克/100克）	食用标准参考量
1	绿茶	719	每次150毫升
2	莴笋	129	每次60克
3	圆白菜	125	每次70克
4	菠菜	89	每餐80～100克
5	芦笋	57	每餐50克
6	芹菜	51	每餐50克
7	猪肝	25	每餐50克
8	燕麦	20	每次40克
9	猪肉	11	成人每天80～100克；儿童50克
10	西红柿	5	每天2～3个

■ 补给榜中榜 ■

绿茶

　　绿茶所含维生素C、维生素B_1、维生素B_2、维生素K和维生素P等都比红茶多，因此绿茶在抑菌、防衰老、防血管硬化、抑制突变、防止辐射损伤、降低胆固醇和血脂、防止儿童龋齿等方面比红茶更有效。

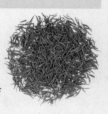

圆白菜

　　圆白菜，学名结球甘蓝，也叫洋白菜或卷心菜，含有维生素C、维生素E、维生素K、维生素U、胡萝卜素、钙、锰、钼以及膳食纤维等丰富的营养成分。新鲜的圆白菜中含有植物杀菌素，咽喉疼痛、外伤肿痛、蚊叮虫咬、胃痛、牙痛之类都可请圆白菜帮忙。圆白菜中含有某种"溃疡愈合因子"，对溃疡有良好疗效。在抗癌蔬菜中，圆白菜排在第五位。

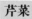

芹菜

　　芹菜是常见蔬菜之一，既可热炒，又能凉拌，是一种具有很高利用价值的植物。芹菜含铁量较高，是缺铁性贫血患者的食疗佳蔬。同时，芹菜也是治

疗高血压及其并发症的首选食品，对于血
管硬化、神经衰弱患者亦有辅助治
疗作用。芹菜含有丰富的维生素
A、维生素B_1、维生素B_2、维生素
C、维生素K和维生素P，故芹菜汁
尤其适合于维生素缺乏者饮用，
常服还可降血糖。

燕麦

　　燕麦又名雀麦、野麦。燕麦可以降低血液中胆固
醇与甘油三酯的含量，既能调脂减肥，又可起到帮助
降低血糖的作用。燕麦所含维生素B_1、维生素B_2、维
生素E、维生素K及叶酸等，可以改善血液循环，帮
助消除疲劳，又有利于胎儿的生长发育。燕麦含有苷
素，可以调节人体的肠胃功能。在各种粮食中，燕麦
的含钙量最高，对预防缺钙、骨质疏松症有益。

猪肉

　　猪肉是人们餐桌上重要的动物性食品之一。因为猪
肉纤维较为细软，结缔组织较少，肌肉组织中含有较多
的肌间脂肪，因此，经过烹调加工后肉味特别鲜美。猪
肉为人类提供优质蛋白质和必需的脂肪酸；猪肉含有较
多B族维生素和维生素K，血红素铁（有机铁）和促进铁
吸收的半胱氨酸，能改善缺铁性贫血，可用于病后体质
虚弱、产后血亏等。

3. 健康食疗室

若想最大限度地摄入维生素K，应注意掌握以下膳食诀窍：

❶ 维生素K在强光中不稳定，容易被分解，故宜将富含维生素K的食物存放于阴暗处。

❷ X光和其他放射线是维生素K的大敌，务必留心避开。

❸ 维生素K容易遭到矿物油的破坏，所以要保护维生素K，一定要当心矿物油的使用。

❹ 维生素K_1主要存在于深色蔬菜中，并且在其经阳光照射较多的部分含量特别多。因此，在吃甘蓝、莴苣等蔬菜时，最好保留并食用其表面的叶子。另外，海藻、绿茶也含有丰富的维生素K_1。

❺ 牛奶等乳制品、肉、蛋、水果中都含有维生素K_2，尤其是像纳豆等发酵食品，含维生素K_2更为丰富。

■ 食疗营养餐 ■

凉拌圆白菜

维生素K+维生素C

主料：圆白菜400克。

辅料：红辣椒15克，盐10克，
白糖40克，醋、香油各
适量。

做法：

① 圆白菜洗净后，摘下菜叶
部分，梗部则以斜刀切片。

② 红辣椒洗净切丝。

③ 将圆白菜叶装入耐热袋
中，松绑袋口，以强微波7分钟
煮软后，以冰水浸泡。

④ 圆白菜叶一片片卷成筒

状，挤去水分，切成约2厘米长，直立排盘，红辣椒丝铺
撒菜上。

⑤ 把盐、白糖、醋、香油以强微波2分30秒加热，取出
调匀后淋在圆白菜卷上即可。

杏仁提子麦片粥

维生素K+B族维生素+维生素E

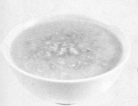

主料：牛奶500克，燕麦片200克，
杏仁50克，葡萄45克。

辅料：盐、蜂蜜各适量。

做法：

① 将放入盐的牛奶煮熟，调小
火，边搅拌边倒入燕麦片，然后一
边搅拌一边煮1分钟。

❷ 将容器盖上盖子从火上撤下，冷却2～3分钟，加入葡萄、杏仁和蜂蜜搅拌均匀即可。

莴笋炒肉丝

维生素K+维生素A+B族维生素

主料: 莴笋300克，虾仁20克，猪瘦肉150克。

辅料: 盐3克，味精2克，胡椒粉5克，葱8克，色拉油适量。

做法:

❶ 莴笋洗净后去皮，切成丝；猪瘦肉切成丝；葱切段备用。

❷ 莴笋丝与虾仁、肉丝及盐、味精、色拉油、胡椒粉、葱段置于盘内拌匀。

❸ 覆上微波薄膜，高温加热5分钟即可。

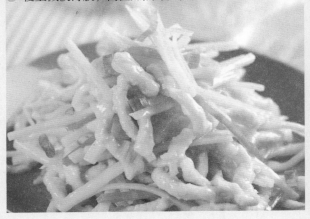

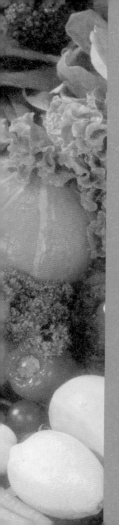

其他维生素治病

- 肌醇：防止脂肪积聚，治疗肥胖症
- 胆碱：避免胆固醇蓄积，增强记忆力
- 对氨基苯甲酸：保护皮肤健康，预防皮肤癌
- 维生素L：促进乳汁分泌
- 维生素P：防治牙龈出血，增强维生素C活性
- 维生素Q：抗氧化，延缓细胞衰老
- 维生素U：修复胃黏膜，治疗胃溃疡

1. 肌醇

肌醇又叫纤维醇，是B族维生素的一种，与体内蛋白质的合成、二氧化碳的固定和氨基酸的转移等过程有关，负责人体内脂肪及胆固醇的新陈代谢。

医疗功效

降低人体内胆固醇的数值，促进肝和其他组织中的脂肪代谢，防止脂肪在肝内积聚。

保持头发健康，防止脱发。

有镇静作用。

特殊需求人群

经常喝大量咖啡的人。

湿疹、脂肪肝、高胆固醇血症患者。

食物来源

肝脏、酵母、小麦胚芽、牛心、青豆、香瓜、柚子、葡萄干、花生、圆白菜等。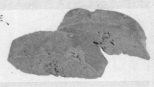

补给须知

肌醇必须和胆碱及其他B族维生素一起服用。

2. 胆碱

胆碱是B族维生素中的一种，与肌醇同为亲脂肪性的维生素。

医疗功效

避免胆固醇在动脉壁或胆囊中蓄积。

帮助传送刺激神经的信号，特别是为了记忆的形成而对大脑所发出的信号。

防止老年人记忆力衰退，有助于治疗老年痴呆症。

保护肝脏，促进人体排出毒素。

有镇定作用。

特殊需求人群

容易烦躁、兴奋者，大量饮酒的人。

记忆力不佳的人。

食物来源

肝脏、蛋黄、红肉、乳制品、大豆及其制品、花生、柑橘、土豆等。

补给须知

摄取胆碱的同时也要摄取其他B族维生素。

要使维生素E达到最好的效果，应摄取充分的肌醇和胆碱。

3. 对氨基苯甲酸

　　对氨基苯甲酸是最新发现的水溶性B族维生素中的一种，它能帮助合成叶酸，且有助于机体对泛酸的吸收。

医疗功效

　　保持皮肤健康润泽，延缓皱纹出现。
　　缓解皮肤因烧伤、烫伤引起的刺痛。

特殊需求人群

　　皮肤烧伤、烫伤者，皮肤容易晒伤的人。

食物来源

　　肝脏、肾脏、酵母、未精制的谷物、小麦胚芽等。

补给须知

　　对氨基苯甲酸可用作防晒剂，其衍生物对二甲氨基甲酸辛酯，是优良的防晒剂。皮肤容易晒伤的人应特别注意对氨基苯甲酸的摄取。

4. 维生素 L

维生素L又叫催奶维生素，是维生素L_1和维生素L_2的混合物。

医疗功效

促进乳汁的分泌。

特殊需求人群

处于哺乳期的女性，特别是那些乳汁分泌不足的女性。

食物来源

牛肝、鳟鱼、酵母、野菜等。

补给须知

在胎儿第十个月期间，孕妇应适当增加含维生素L的食物。

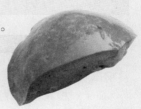

5. 维生素 P

维生素P又名芦丁、路通，是水溶性类维生素。

医疗功效

降低血管通透性，保护血管，防治出血和瘀伤，有助于预防和治疗牙龈出血。

增强维生素C的活性，防止维生素C被氧化而遭破坏。

预防脑溢血、高血压脑病、糖尿病、视网膜出血、出血性紫癜等疾病。

特殊需求人群

易发生瘀伤的人。

刷牙时牙龈经常出血的人。

食物来源

茄子、槐花米、荞麦、杏、樱桃、葡萄、山楂、柑橘类等。

补给须知

维生素P和维生素C一同摄取效果更好。

茄子的紫色表皮与肉质连接处维生素P的含量最高。

适量饮茶，能在一定程度上补充维生素P。

6. 维生素 Q

　　维生素Q是一种脂溶性维生素物质，学名为辅酶Q，是有效的抗氧化剂，对延缓细胞衰老有着重要作用。

医疗功效

　　治疗缺血性心脏病和脑出血。

　　治疗牙周炎、牙龈炎及因牙床缺氧、细胞坏死导致的牙床脓肿。

　　降低血液中的糖分，治疗糖尿病。

　　防止动脉栓塞，预防和控制高血压。

特殊需求人群

　　中老年人。

　　心脏衰弱的人。

食物来源

　　动物肝脏、牛肉、猪肉、松鱼、金枪鱼等。

补给须知

　　服用维生素E可以促进维生素Q的生成。

　　微量元素硒以及维生素B$_2$、维生素B$_6$、维生素B$_{12}$、叶酸和烟酸都是合成维生素Q的重要原料。

7. 维生素 U

维生素U是新发现的营养素，人们对它的了解目前还很少。

医疗功效

抑制胃酸分泌。

修复胃肠黏膜，主要用于治疗胃溃疡和十二指肠溃疡。

特殊需求人群

患有胃溃疡或十二指肠溃疡的人。

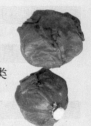

食物来源

莴苣、芹菜、芦笋、莴笋、甘蓝类蔬菜（如紫甘蓝、圆白菜等）。

补给须知

生食甘蓝能更好地摄取维生素U。

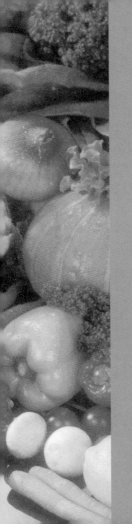

维生素美容

- 维生素是维持人体正常功能不可缺少的营养素。人体对维生素的需要量虽然微乎其微，但其作用却很大。当体内维生素供给不足时，会引起身体新陈代谢的障碍，从而造成皮肤功能的障碍。

- 维生素分脂溶性维生素（如维生素A、维生素D、维生素E、维生素K等）和水溶性维生素（如B族维生素、维生素C、烟酸、叶酸等）两大类。各种维生素在美容护肤方面都有其独特的功效。

·祛痘·

- 青春痘，俗称粉刺，多发生在14～18岁的青年人面部。因为人体在这一时期，激素分泌最为旺盛，脂肪亦很活跃，从而造成皮脂分泌过多，堵塞毛孔，久而久之，皮肤表层就会鼓起小包。如果细菌在此处繁殖，就会引起炎症，使小包红肿，甚至生成脓疙瘩，形成粉刺。
- 青春痘给许多青年人带来了极大的烦恼。我们不妨借助"维生素医生"的力量赶跑青春痘，恢复晶莹剔透的健康肌肤。

1. 医生坐诊

维生素A对肌肤有再生作用，如果摄入量不足，就会造成人体上皮细胞的迅速死亡，大量坏死细胞的堆积，为细菌的繁殖提供一个适宜的环境，也为青春痘的生成创造了条件。所以，要减少青春痘的出现，首先要做的就是补充维生素A。

维生素B_2和维生素B_6能除去脸部多余油脂，调节新陈代谢，加速细胞生物氧化，从而抑制青春痘的生长，平复暗疮。

维生素C能有效抑制过剩皮脂的分泌，修复被暗疮损伤的结缔组织，防止青春痘扩大，淡化痘印，恢复皮肤健康。

维生素E可使脸部毛细血管循环畅通，促进肌肤表皮细胞新生，帮助暗疮伤口复原。

2. 维生素药物

β–胡萝卜素，每次25000IU，每日1～2次。

维生素B₂5毫克，维生素B₆10毫克，每日3次，一周后减半。

维生素C，含生物类黄酮，每次1000毫克，每日3次，餐后和就寝前服用。

维生素E（水溶性）400IU，每日1～2次。

3. 对症食疗

马齿苋拌豆芽

维生素A+维生素C

主料：鲜马齿苋150克，鲜黄豆芽150克。

辅料：白糖6克，醋2毫升，味精2克，酱油3毫升，香油15毫升。

做法：

① 将马齿苋、黄豆芽洗净，沥干水分。

② 将马齿苋和黄豆芽投入沸水中煮至断生，捞出，沥干水分后放入盘内。

③ 将辅料浇在盘内，拌匀即可。

功效：清热解毒，润泽颜面。

4. 维生素面膜DIY

白菜叶面膜

维生素B₂+维生素C

材料：大白菜叶3片。

做法：

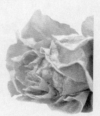

① 采购新鲜大白菜，取下整片菜叶洗净。

② 将大白菜叶在干净菜板上摊平，用酒瓶轻轻碾压10分钟左右，直到叶片呈网糊状。

③ 将网糊状的菜叶贴在脸上，每10分钟更换1张叶片，连换3张。每天做1次。

功效：嫩白皮肤，治疗青春痘。

· 祛斑 ·

- 色斑是指颜面出现黄褐色或者淡黑色斑片，是一种皮肤病，多发于青壮年，女性多于男性。西医认为，内分泌失调是色斑产生的主要原因之一，其他如药物或者疾病也可促使色斑的发生。中医认为，脏腑功能失调、气血不荣、管道不畅、瘀毒内生、妇女月经不调等均可以引起色斑。

- 在医学上，色斑分为三大类，即：黄褐斑、雀斑、老年斑。无论哪一类型的色斑，我们都可以利用神通广大的维生素来对付它们，维生素祛除色素的养颜美肤效果令人刮目相看。

1. 医生坐诊

维生素A具有滑润、强健皮肤的作用，并可防治皮肤粗糙及雀斑。维生素A的衍生物——维生素A酸和维生素A醇可以防止由日晒引起的黄褐斑、皱纹及皮肤表面暗淡，帮助新生肌肤成长。

维生素C可抑制代谢废物转化成有色物质，减少黑色素的生成，增加皮肤对紫外线的抵抗力，预防黑斑、雀斑形成。

维生素E能清除自由基，抑制过氧化脂质生成，扩张真皮毛细血管，促进真皮新陈代谢，从而起到逆转皮肤衰老，治疗面黄褐斑和老年人色斑的作用。维生素C和维生素E两者合用，可充分发挥协同作用，促进新陈代谢不断把有害物质排出体外，达到使色斑变淡直至逐渐消失的目的。

2. 维生素药物

β–胡萝卜素，每次25000IU，早餐和晚餐后服用。

维生素C，含生物类黄酮，每次1000毫克，每日3次，餐后和就寝前服用。

维生素E（水溶性）400IU，每日1～3次，餐后服用。

3. 对症食疗

奶油鳜鱼汤

维生素A+维生素E

主料：鳜鱼1条，笋片30克，火腿肉10克。

辅料：植物油、料酒、葱花、盐、
　　　　奶油、姜各适量。

做法：

1. 鳜鱼去细鳞、肠杂，加料酒、盐
略渍。

2. 用植物油爆香姜，投入笋片，翻炒，加
水煮沸，加入鳜鱼、料酒、盐，用小火焖40
分钟。

3. 至汤呈奶白色后撒上火腿肉、葱花，淋上奶油即成。

功效：消除雀斑，淡化黄褐斑。

4. 维生素面膜DIY

柠檬面膜

维生素C+维生素E

材料：柠檬1个，面粉、水各适量。

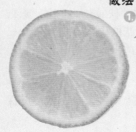

做法：

1. 将柠檬榨汁后加1倍的水，再加
入3大匙面粉调成面膏状。

2. 将面膜敷于脸部，5～20分
钟后取下，洗净脸部；每天1
次，7天为1个疗程。

功效：祛斑美白。

·祛皱·

- 皱纹是指皮肤表面因收缩而形成一凸一凹的条纹，是皮肤老化的最初征兆。25岁以后，皮肤的老化过程开始，皱纹渐渐出现。出现的顺序一般是前额、上下眼睑、眼外眦、耳前区、颊、颈部、下颌、口周。

- 皱纹是人体老化的结果，不可抗拒，但可通过合理补充维生素的方法，推迟它的发生，并减轻到不被人注意的程度。

1. 医生坐诊

　　维生素A的健美功能，首推"祛皱"，它有"除皱大王"之称。它能刺激脸部皮肤的生长、加快皮肤更新、增强皮肤弹性、提高肌肤活力，从而真正达到消除皱纹的目的。

　　充足的维生素B_2与维生素A"合作"，能够浅化皮肤皱纹，消除皮肤斑点及防治末梢神经炎，使皮肤保持健康美丽。

泛酸对皮肤具有保湿作用，可促进皮肤正常的角质化，减少皱纹，让皮肤健康有光泽。

维生素C是促进胶原蛋白合成的辅酶，也是强效抗氧化剂，它可以中和皮肤中的自由基，减少胶原蛋白的损伤。研究发现，7.5%~20%的高浓度维生素C，能促进胶原蛋白合成，消除皱纹，每天涂抹1次15%的维生素C，就可大幅改善皱纹。

维生素E能将因日晒、污染、压力产生的自由基消除，增强肌肤组织对伤害的抵抗力，减少氧化造成的肌肤衰老、松弛，从而延缓皱纹的形成。

对氨基苯甲酸能保持皮肤健康润泽，延缓皱纹出现。

2. 维生素药物

β–胡萝卜素，每次25000IU，早餐和晚餐后服用。

复合维生素B制剂（长效），每次100毫克，每日1次，任何一餐之后服用。

玫瑰果实维生素C，含生物类黄酮，每次1000毫克，每日3次，餐后和就寝前服用。

维生素E（水溶性），每次400IU，每日1~3次，餐后服用。

3. 对症食疗

桑葚葡萄粥

维生素C

主料：桑葚、白糖各30克，葡萄干10克，薏米20克，粳米50克。

辅料：枸杞子、果料各适量。

做法：

① 将桑葚、薏米洗净，用冷水浸泡3小时。

② 淘洗净粳米，置铁锅中，加桑葚、薏米、枸杞子及浸泡水，加葡萄干，先用大火煮开，再改用小火煨粥，粥成时加入白糖、果料拌匀。

功效：滋阴补肾，健脾利湿，丰肌泽肤。

杏仁牛奶芝麻糊

维生素A+维生素E

主料：杏仁150克，核桃仁75克，白芝麻、糯米各100克，黑芝麻200克，淡奶250毫升。

辅料：冰糖60克，枸杞子、果料各适量。

做法：

① 糯米先用温水浸泡30分钟；将芝麻炒至微香，与所

有主料一起捣成烂糊状，用纱布滤汁。

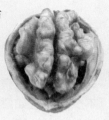

❷ 将冰糖与水煮沸，再倒入糊中拌匀，撒上枸杞子、果料，小火煮沸，冷却后食用，每日早晚各100克。

功效：延缓皮肤衰老，抗皱祛皱。

4. 维生素面膜DIY

猪皮冻面膜

维生素B₂+维生素C

材料：鲜猪皮500克，米粉100克，蜂蜜150毫升。

做法：

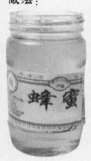

❶ 将鲜猪皮洗净去毛，切成小块，放入砂锅。

❷ 加水500毫升，先大火煮沸，再小火煨成浓汁。

❸ 加入蜂蜜、米粉搅匀，再煮沸后起锅，冷却后置冰箱保存；每次吃10～15克，1日3次；同时睡前用猪皮冻涂敷起皱皮肤，翌晨用冷水洗去。

功效：防止、消除皮肤皱纹。

·美发·

- 每个人都希望有一头健康、浓密的头发，却有不少人无法如愿，常常要面对先天或者后天造成的头发缺陷，如脱发、白发、头发枯焦发黄等，本是美丽资本的头发却成了"三千烦恼丝"，剪不断，理还乱。

- 头发的荣枯，在一定程度上反映出了身体的营养状况。健康的头发同样少不了"维生素医生"的帮忙。

1. 医生坐诊

维生素A对于维持上皮组织的正常功能和结构的完整、促进头发的生长有十分重要的作用，缺少它时，头发会发干、无光泽及容易折断。

维生素B₆能在体内迅速转变为辅酶——磷酸吡哆醛和吡哆胺，它们在蛋白质代谢中起重要作用，而且能抗皮脂及促进头发再生，可用于治疗青年脂溢性秃发。

泛酸是促进黑色素颗粒形成的重要维生素，可控制毛发中的水分，防止毛发干燥、脱落，减少毛发损伤、分叉、纠结，而赋予毛发光泽，加速毛发生长。

生物素被称为脱发一族的希望，能预防及治疗脱发。生物素和维生素B$_2$、维生素B$_6$、烟酸及维生素A配合使用效果更好，通常B族维生素及综合维生素补充品中都含有生物素。许多B族维生素补充品中含有肌醇，也有防止脱发的功效。

维生素C可以活化微血管壁，使发根能够顺利地吸收血液中的营养，防止脱发。

维生素D可以使毛发正常生长，不会过于纤细柔软。

维生素E具有抗氧化作用，能防止皮脂形成过氧化脂质使发根受损而造成的掉发；同时，维生素E还能改善头皮毛囊的微循环，保证毛囊有充分的营养供应，使头发再生。

2. 维生素药物

复合维生素B制剂，每日2次；胆碱和肌醇，每日各1000毫克；维生素C，每次1000毫克，每日3次。具有防脱发、促进头发再生的功效。

3. 对症食疗

海带炖豆腐

维生素A+B族维生素+维生素C+维生素D+维生素E

主料：豆腐200克，海带100克。

辅料：盐、姜末、葱花、花生油各适量。

做法：

❶ 将海带用温水泡发，洗净后切成菱形片；将豆腐切成大块，放入锅中加水煮沸，捞出放凉，切成小丁。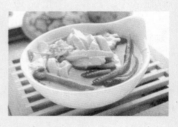

❷ 锅中放入花生油烧热，放入葱花、姜末煸香，再放入豆腐、海带，注入适量清水烧沸，再改为小火炖，加入盐，炖至海带、豆腐入味即成。

功效：降脂降压，乌发秀发。

桂圆人参炖瘦肉

维生素A+B族维生素+维生素C

主料：桂圆肉20克，人参6克，枸杞子15克，猪瘦肉150克。

辅料：盐、味精各适量。

做法：

1. 将猪瘦肉洗净切块，桂圆肉、枸杞子洗净，人参浸润后切成薄片。

2. 将全部主料共放炖盅内，加水适量，用小火隔水炖至肉熟，加盐、味精调味即可。

功效：大补元气，养血生发。

青春蜜梨奶

B族维生素+维生素C+维生素E

主料：水蜜桃1个，菠萝1/4个，牛奶200毫升。

辅料：核桃适量。

做法：

1. 水蜜桃去皮去核、切块，菠萝削皮切块。

2. 将水蜜桃与菠萝放进果汁机中，加入核桃，倒入牛奶及水，打匀即可。

功效：补充营养，改善干黄发质。

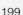

·减肥·

- 当我们摄取了过多的营养，却没有借足够的运动将它们消耗掉时，多余的脂肪就会蓄积在体内，渐渐地造成身体肥胖。特别是随着年龄的增长，身体的基础代谢量及运动所消耗的能量也随着减少，如果再不控制饮食，身体就会变得越来越胖。

- 肥胖带来的烦恼不只是体形上的，它更是众多成人疾患的温床。糖尿病、动脉硬化、心肌梗死、脑卒中、腰痛等疾病的肇因，都要归咎于身体太胖。以前的人以肥胖为福，现今人们却为减肥忧心忡忡，那么，不妨请"维生素医生"来助你一臂之力吧！

1. 医生坐诊

　　维生素A有助于降低胆固醇含量，有效预防肥胖。

　　维生素B_2可帮助脂肪燃烧，转化成热量，采取节食法减肥时特别需要补充。而乳制品、肝脏等富含维生素B₂的动物性食物，以及可促进新陈代谢的含维生素B₂的高热量食品，却都是节食者的大忌。因此特别需要以锭剂补充B族维生素。

维生素B₁₂既能让脂肪不囤积在体内，又能促进新陈代谢，这两者一起发挥功效，可大大提高燃烧脂肪的效果。

泛酸能有效地分解、合成脂肪，也能将胆固醇的平衡调整至适合身体的标准，同样是减肥的必需品。

维生素C是胆固醇代谢活动中最终的角色之一，它也可以有效地降低中性脂肪，促使脂肪代谢，有效地减除身体的肥胖。

维生素E能够燃烧体内的脂肪，并将其作为热量加以消耗，同时还能抑制有害的酸性物质的形成。喜食肉类的人若要防止动脉硬化，更需多加摄取可减少胆固醇及防止不饱和脂肪酸被氧化的维生素E。

2. 维生素药物

复合维生素B制剂，每日2次。

维生素C，每日200～300毫克。

维生素E，每日20～60毫克。

3. 对症食疗

竹笋银耳汤

维生素A+B族维生素+维生素C+维生素D+维生素E

主料：竹笋300克，银耳20克。

辅料：鸡蛋、盐各适量。

做法：

1. 将竹笋洗净，银耳用水泡发去蒂，鸡蛋打入碗中搅成糊。

2. 锅中放适量水煮沸，倒入鸡蛋糊，加入竹笋、银耳，用小火烧5分钟，加盐调味即可食用。

功效：祛湿利水，润肺养颜，消除腹壁脂肪。

海带萝卜汤

维生素A+维生素C+维生素E

主料：海带100克，萝卜300克。

辅料：山楂10克，桂花10克，姜5片。

做法：

1. 把萝卜削皮切成小块，用1500毫升水，以大火煮沸，放入萝卜、海带、姜片，待水再度滚时转成小火，直到萝卜、海带煮烂熟。

2. 加入用纱布包着的其他材料，再煮15分钟即可。

功效：消积滞，清理肠胃，清除血管中的多余血脂。

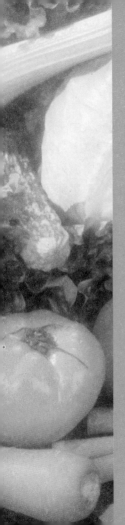

维生素保健治病

- 维生素在人体多种代谢活动中充当重要角色，它促进蛋白质、糖和脂肪的合成，促进人体生长发育，提高人体免疫力，延缓人体衰老……

- 科学地摄取维生素对正常的生命活动至关重要，有很多医学专家指出，很多维生素缺乏病患者由于不了解自己得病的原因，没有补充相应的维生素，而是一味地服用各种药物，长期用药的结果是老病未愈，又添新病。正确地摄取维生素，不仅可以增强体力还能提高自身的免疫力。体内有足够的维生素，不但不容易感冒，还能有效地预防一些慢性病。

·保护眼睛·

- 眼睛是心灵的窗户。可惜的是，现代人由于用眼过度或者用眼不当等原因，往往容易患上各种眼疾，使心灵的窗户蒙尘。其中，近视更被列为世界三大疾病之一，我国大学中的近视率甚至已经超过了80%，成为除肥胖外威胁我国青少年健康的第二大杀手。此外，弱视、沙眼、结膜炎、白内障、夜盲症等常见的眼科疾病，也让心灵的窗户越来越不堪重负。现在，且让"维生素医生"来还大家一双明亮的眼睛吧。

1. 医生坐诊

维生素A也被称为"眼睛的维生素"，它是黏膜细胞分化必需的营养素，能维持眼睛角膜的正常生长，防止干燥和退化，对治疗干眼症特别有效。另外，视网膜感受弱光需要视紫红质的参与，而视紫红质的合成需要维生素A，一旦维生素A摄入不足，视紫红质的再生便会发生障碍，眼睛的暗适应能力低下，就会造成夜盲症。

B族维生素对治疗眼睛疲劳特别有效，如其中的维生素B_1、维生素B_6、维生素B_{12}等。眼睛聚集相当多的神经细胞，因此需要这些对神经细胞营养有帮助的维生素，以减轻眼睛负荷，保持眼睛健康。

维生素B_2是构成辅酶的重要原料，能保证眼睛视网膜和角膜的正常代谢，抑制造成白内障的蛋白质氧化。维生素B_2还是眼睛视黄醛色素的成分，当体内缺乏维生素B_2和烟酸时，眼球会出现震颤，视觉会出现迟钝等症状。

维生素C是眼球晶状体的成分之一，有助于治疗白内障。

维生素E具有抗氧化的作用，可抑制晶状体内的过氧化脂质反应，对治疗白内障等眼疾有一定的辅助作用。

2. 维生素药物

维生素A，每次9000IU，每日1～2次。治疗干眼症及夜盲症。

维生素B_1，每次0.3毫克，每日1～2次；维生素B_2，每次0.3毫克，每日1～2次；维生素B_{12}，每次0.3微克，每日1～2次。缓解视疲劳。

维生素C，每日60毫克；维生素E，每日20～60毫克。防治白内障。

3.对症食疗

苹果生鱼汤

维生素A+维生素C

主料：苹果3个，生鱼1条，红枣10颗，姜2片。

辅料：盐、味精各适量。

做法：

① 苹果去皮去心去蒂，切成块状；红枣去核；生鱼煎至鱼身成微黄色。

② 瓦煲内加入清水，用猛火煲滚，然后放入全部主料，改用中火继续煲2小时左右，加盐、味精调味即可食用。

功效：防止眼袋生成，消除黑眼圈。

胡萝卜炒鳝丝

维生素A+维生素B$_1$+维生素B$_2$+维生素C

主料：鳝鱼200克，胡萝卜300克。

辅料：植物油、盐、酱油、醋各适量。

做法：

① 鳝鱼洗净，切成细丝；胡萝卜去根，洗净，切丝。

② 锅上火，放入植物油烧热，倒入鳝鱼丝、胡萝卜丝翻炒，加入盐、酱油、醋炒熟即成。

功效：维持正常视力，预防眼病。

· 保护牙齿 ·

- "民以食为天""能吃是福"等民间俗语充分表现了中国人对于"吃"的钟情。随着生活水平的提高，人们餐桌上的美食比以前丰盛了，牙齿却不如以前坚固了，牙痛、龋齿、牙周炎、牙龈炎等口腔疾病让人们饱受美食当前却不能大快朵颐的痛苦。

1. 医生坐诊

　　维生素A与人体表皮、黏膜的完整以及牙面釉质的形成有关，缺乏时口腔黏膜及牙周组织会发生病变，同时牙本质细胞也易萎缩，形成牙本质钙化不全症。幼儿缺乏维生素A会导致出牙延迟，当维生素A缺乏影响牙釉质细胞发育时，还会使牙齿的颜色变成白垩色。

　　维生素C与牙本质细胞的正常发育密切相关，尤其是在牙齿成形时期。它能阻止齿糟骨的腐蚀，坚固牙齿，让牙齿不受细菌的感染，避免牙周炎和牙龈容易水肿出血，保持牙齿健康。

维生素D的作用是增加肠道内钙、磷的吸收并促使钙、磷在牙胚上沉积钙化。少儿时期，尤应注意维生素D的摄取量。

维生素P能降低血管通透性，保护血管，防治出血和瘀伤，有助于预防和治疗牙龈出血。

维生素Q可用于治疗牙周炎、牙龈炎及因牙床缺氧、细胞坏死导致的牙床脓肿。

2. 维生素药物

维生素A，每次9000IU，每日1～2次。防治牙龈炎及牙周炎。

维生素C，每日60毫克。固齿，防治牙周炎。

维生素D，每日400～500IU。固齿，防牙齿稀疏脱落。

3. 对症食疗

砂锅紫菜汤

维生素A+维生素C+维生素D

主料：紫菜（干）50克，竹笋50克，香菇50克，小白菜50克，豆腐干50克。

辅料：花生油、香油、酱油、盐、味精、姜各适量。

做法:

1. 紫菜去净杂质,用手掰成碎块;水发香菇、豆腐干都切成细丝;竹笋洗净去硬壳煮熟,也切成细丝;小白菜洗净,修齐;姜洗净去皮,切成末。

2. 炒锅放在火上,倒花生油烧热,放入香菇丝、笋丝、豆腐干丝略煸一下,倒入清水1500毫升,放入紫菜烧沸,倒在砂锅内,加入酱油、盐、味精、姜末等调味料;当汤汁沸时,洒入香油,放入小白菜略烧即成。

功效: 坚固牙齿,预防骨质疏松症。

起司烙蛋

维生素A+维生素D

主料: 鸡蛋4个。

辅料: 奶酪15克,牛奶、黄油、盐、胡椒粉、味精各适量。

做法:

1. 鸡蛋打入碗中,加入盐、味精,用数只筷子搅打成蛋液,调入牛奶、胡椒粉。

2. 黄油切成极薄的片,留下3片,其余贴于烙碗底部与四周。

3. 奶酪切成米粒大小。

4. 将蛋液轻轻倒入烙碗,上面放黄油片和奶酪粒。

5. 烙碗入炉,用150℃烘制30分钟左右,见蛋面凝结胀发,呈金黄色即成。

功效: 增加齿面钙质,坚固牙齿。

· 健脑益智 ·

- 大脑是中枢神经系统的最高级部分，分为左右两个大脑半球。左半脑是抽象思维中枢，右半脑是形象思维中枢。左半脑侧重语言、逻辑推理、数学、符号；右半脑则侧重事物形象、音乐形象、空间位置等。大脑是我们生命的指挥官，控制着我们的所有感觉和思想，一旦大脑停止工作，我们就会陷入"脑死亡"，世界的一切将离我们远去。

- 智力（或称为智能）是指在人的认识过程方面所表现出来的能力，它是由大脑的功能所决定的。"维生素医生"被称为"大脑的微调师"，它能健脑益智，让人的大脑更聪明。

1. 医生坐诊

维生素A有促进脑发育的作用，对胎儿和婴儿尤为重要。维生素A供应不足，会严重影响儿童智力发育。维生素A还可使眼球的功能更加活跃，提高视网膜对光的感受能力，为大脑输入更多的外界信息。

B族维生素，包括维生素B_1、维生素B_2、维生素B_6、叶酸等，参与机体内蛋白质、脂肪和糖代谢，使脑细胞的兴奋和抑制处于平衡状态。

维生素B_1可防酸性体质，保障脑的正常功能，防止精神疲劳和倦怠，预防多发性神经炎和急性出血脑灰质炎。维生素B_1还具有维持神经系统正常功能的作用，缺乏时会出现糖代谢不完全，热能供应不足等现象，从而导致记忆力下降，影响脑的正常功能。

维生素B_2是增进脑记忆功能不可缺少的物质。

维生素B_{12}缺乏不仅会造成智力障碍，还会出现营养性贫血，影响对脑中血液的供给。

胆碱本身就是乙酰胆碱的成分，而乙酰胆碱是中枢神经间传导刺激冲动，传递信息的"使者"，可使大脑具有机敏的反应性。

维生素C可阻止缺氧状态下细胞氧化酶活性的下降，酶的活性不减，供给大脑的能量也就不会减，这就避免了脑组织中乳酸含量的升高。大脑中乳酸的积累会引起大脑效率的降低，维生素C在控制乳酸产生中"横刀立马"，这也就提高了大脑的办公效率。充足的维生素C可使大脑功能灵活、敏锐，并能提高智商。

维生素D可以提高神经细胞的反应速度，增强人的判断能力。

维生素E能与细胞膜的脂肪共存，并将氧自由基无毒化，保护脑神经细胞，预防老年痴呆症，被视为大脑的守护神。

维生素Q能够穿透细胞膜进入线粒体——细胞的能量库，促进细胞的能量代谢，故能对大脑退化性疾病起到预防作用，例如老年痴呆症和记忆力减退等。

2. 维生素药物

维生素A，每日1.5毫克。

维生素D，每日10微克。

维生素E，每日30毫克。

维生素C，每日60毫克。

维生素B_1，每日1.5毫克。

维生素B_2，每日1.7毫克。

维生素B_{12}，每日6微克。

3. 对症食疗

小鸡芦笋炖蛋汤

B族维生素+维生素C+维生素K

主料：皮蛋150克，童子鸡300克，芦笋200克。

辅料：葱、姜、盐、鸡精各适量。

做法：

❶ 将小鸡洗净；芦笋去皮，留嫩心；葱切段、姜切片；皮蛋切成月牙片，用水泡净。

❷ 锅中加水、葱段、姜片，将小鸡炖至八成熟，中途撇去浮沫。

❸ 放入准备好的芦笋及少许盐、鸡精，炖10分钟，最后放入皮蛋即成。

功效：提高智力，保护大脑。

核桃仁拌木耳

维生素A+维生素D+维生素E

主料：核桃仁250克，水发木耳150克，青、红椒各20克。

辅料：盐、味精各3克，香油适量。

做法：

❶ 木耳洗净，撕成小片；青、红椒均洗净，切菱形片。

❷ 将木耳与青、红椒分别入开水锅中焯水后，捞出沥干。

❸ 将备好的材料加核桃仁同拌，调入盐、味精拌匀，再淋入香油即可。

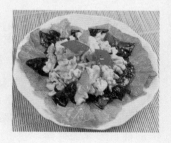

功效：益智补脑，改善记忆力。

· 延缓衰老 ·

- 衰老是任何多细胞生物随着时间的推移而产生的一种自发性的必然过程。一般地说，是指随着年龄的增长而产生的一系列生理学和解剖学方面的变化。表现为组织改变、器官衰老及其功能适应性和抵抗力的减退。

- 每个人都梦想着永葆青春，但人体的正常衰老是不可抗拒的自然规律，不过，我们也不必过于绝望地看着镜子里的容颜一天天老去，"维生素医生"虽无回春之术，但可以帮助我们放慢衰老的步伐，抓住青春的尾巴。

1. 医生坐诊

B族维生素对促进红细胞的成熟，维持神经系统的正常功能有重要作用。维生素B_1及维生素B_6对于脑神经的活性化也很有帮助。维生素B_1能提供脑部细胞所需的能量——葡萄糖，并可形成脑神经所需的物质，使脑部神经系统保持青春活力。

维生素C能消除或减少细胞产生的自由基及其他有害物质，使之成为惰性或非活性物质，因此起到抗衰老作用。维生素C还能增强维生素E的抗自由基作用，二者对保护细胞膜的完整性，延缓衰老起协同作用。

维生素D对促进骨骼的正常钙化等有不可忽视的作用。老年人，特别是老年妇女，有骨质脱钙的倾向，应当注意适当补充维生素D。

维生素E被称为青春的使者，对抗衰老有特效。维生素E可以中断自由基的连锁反应，保持细胞膜的稳定性，使它们保持在正常状态之下；维生素E可以增加细胞分裂次数，延长细胞生命周期，并能减少细胞反应过程中的脂褐质堆积，净化活细胞的外环境；维生素E可以通过维持遗传物质的稳定性和神经系统的兴奋性来调节机体代谢活动有条不紊地进行。

2. 维生素药物

维生素C，含生物类黄酮，1000毫克，上、下午各1次。

维生素E（水溶性）400IU，和其他抗氧化营养素一起服用，上、下午各1次。

3. 对症食疗

葱油瓜条

维生素C+B族维生素

主料：黄瓜500克，葱50克。

辅料：香油、味精、盐各适量。

做法：

❶ 黄瓜去心，切成条，入沸水稍烫后过凉；葱切成丝。

❷ 锅内放入香油烧热，放入葱丝煸炒出葱香味后马上倒入装黄瓜的容器里，凉后放入味精、盐拌匀即可。

功效：对抗皮肤老化。

桂圆百合

维生素C+B族维生素

主料：桂圆250克，百合100克。

辅料：白糖20克。

做法：

❶ 将桂圆取出肉；百合剥去老皮，掰下鳞片瓣，撕掉筋皮，在凉水中泡20分钟，入沸水稍烫后过凉。

❷ 将桂圆肉和百合放汤罐子里，加入白糖，注入适量清水，搅匀，上笼蒸20分钟即可。

功效：补中益气，延年益寿。

· 缓解疲劳 ·

- 在我们无休止的加班熬夜、在我们无法摆脱的压力负担中，我们的生命一日一日地承受着疲劳的侵蚀，我们的心脏越来越不堪负荷……

- 其实，面对这一切，我们并不是束手无策，只要我们愿意，"维生素医生"可以不断地为我们补充能量，让我们每天都神采飞扬。

1. 医生坐诊

维生素A是眼睛的维生素，能有效缓解视疲劳。

B族维生素是治疗疲劳的主力军。不论肌肉疲劳或神经疲劳，都可以通过补充维生素B_1来改善，因为肌肉活动需要糖源转变成的能源，而在糖源燃烧成为能源的过程中，维生素B_1担任重要的催化作用。

维生素B_2是构成人体多种呼吸酶的辅酶，是碳水化合物、蛋白质、脂肪代谢和能量利用组成的必要物质，可辅助它们为身体提供源源不断的动力。维生素B_2缺乏或者不足，肌肉运动无力，耐力下降，容易产生疲劳。

维生素C参与体内各种营养素的氧化还原过程，对蛋白质代谢有很大影响。在体力劳动量大时及时补充维生素C，可以提高肌肉的耐力，加速体力的恢复。维生素C和维生素A、维生素B_1等都属于典型的碱性食物，可以消除大量酸性食物对神经系统造成的危害。常吃能使人精力充沛，有醒脑促记忆的作用。

维生素E有抗氧化作用，它与硒结合，保护不饱和脂肪酸使其不受氧化，以维持细胞膜的正常脂质结构及生理功能，对消除疲劳有独特的疗效。

2. 维生素药物

β-胡萝卜素，每日10000～25000IU，一星期服5日（停服2日）。

维生素C，每次1000毫克，每日3次。

维生素E（水溶性），每次200～400IU，每日1～3次。

3. 对症食疗

丁香火锅

维生素A+维生素C+B族维生素

主料：丁香6克，蛤蜊肉200克，鱼丸100克，墨鱼2条，虾仁100克。

辅料：粉丝、芹菜、冻豆腐、葱、味精、鸡汤、葡萄酒、盐各适量。

做法：

❶ 将蛤蜊肉、虾仁洗净；鱼丸切片；墨鱼除去腹内杂物洗净后，在开水锅里速烫一遍，然后切成2片；粉丝用热水泡软，切成几段；芹菜切成寸段；冻豆腐切成小块；葱切小段。

❷ 将以上各料先各放一半入锅，鸡汤也加入一半，再加入葡萄酒、盐，放入调味品及丁香，大火烧5~6分钟后，即可趁热吃，边吃边加。

功效：消除疲劳，振奋精神，增强活力。

五花肉薯汤

维生素A+维生素B₁+维生素B₂+维生素B₁₂+维生素E

主料：西洋参10克，川芎5克，当归5克，黄精10克，山药200克，五花肉500克。

辅料：料酒、盐各适量。

做法：

❶ 将适量水煮沸，放入药材与五花肉一同煮30分钟。

❷ 放入山药再煮30~40分钟。

❸ 加入调味料，煮至肉熟透即成。

功效：消除疲劳，增强记忆力。

· 减轻压力 ·

- 人生在世，压力如影随形，升学压力、工作压力、家庭压力、社会压力、舆论压力……适度的压力可转化为动力，对每个人而言都是有正面效应的；但压力超过一定程度却会使人丧失冲劲，甚至导致焦虑、忧郁、神经衰弱等精神疾病，身体状况每况愈下。

- 我们永远无法完全避开压力，幸好我们可以借助"维生素医生"的力量，尽量缓解和释放我们的压力，让自己活得更轻松自在一些。

1. 医生坐诊

　　维生素B₁是体内新陈代谢的重要辅酶，缺乏时会影响到人体的神经、肠胃、心脏等，容易造成易怒、神志不清、郁郁寡欢等。充分摄取维生素B₁，能使人心情平静，充满活力。

　　维生素B₂能使人神经安定。

　　维生素B₆与中枢神经也就是脑神经、脊髓之代谢有关，有助于在体内生成天然的抗忧郁剂，例如多巴胺和肾上腺素等。

维生素B₁₂有助于缓和易怒的情绪，提高注意力，增强神经细胞活力及维持神经系统的健康。

泛酸通常被称为抗压力的维生素。承受压力时，人体就会分泌肾上腺皮质激素以对抗压力。这时，泛酸能够支撑肾上腺、促进肾上腺皮质激素产生。因人际关系紧张、心情不舒畅而导致的抑郁性头痛，可通过补充泛酸而获得改善。

胆碱能传送神经的刺激到脑部并产生镇静效果。

维生素C可以帮助体内制造副肾上腺皮质激素以对抗压力，所以也应多多补充。

维生素E能促进肾上腺皮质激素发泌，缓解因压力过大而引起的疲劳。

2. 维生素药物

维生素B₁，每日1.2～1.4毫克。

维生素B₆，每日2～3毫克。

维生素B₁₂，每日2微克。

泛酸，每日10毫克。

维生素C，每日100毫克。

维生素E，每日10毫克。

3. 对症食疗

茉莉花鸡片

维生素E+B族维生素

主料：鸡脯肉150克，茉莉花24朵，鸡蛋2个。

辅料：料酒、盐、味精、胡椒粉、湿淀粉、香油各适量。

做法：

❶将茉莉花（去蒂）、鸡脯肉（切片）加盐、湿淀粉、鸡蛋清拌匀，下沸水捞出。

❷将汤烧开后加入作料调好味，将鸡片放入热汤再烫片刻，捞入汤碗内，再放入茉莉花，注入沸汤，淋上香油即成。

功效：补血强身，提神醒脑。

五彩缤纷烩火腿

维生素C+B族维生素

主料：火腿肉300克。

辅料：红辣椒、玉米粒、葱末、蒜丝、色拉油、胡椒粉各适量。

做法:

① 将火腿肉切成薄片,红辣椒切丁。

② 锅内放入色拉油烧热,放入火腿片煸炒,再放入辣椒丁、玉米粒、蒜丝翻炒。

③ 放入葱末稍炒即可。

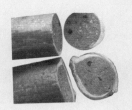

功效: 滋补身体,开胃益脾。

青椒木耳蛋

维生素B₁+维生素B₂+泛酸+维生素C

主料: 鸡蛋2个,青椒50克,黑木耳30克。

辅料: 葱、盐、植物油各适量。

做法:

① 鸡蛋打散,可适当加盐;黑木耳用温水发好洗净,摘去根部;青椒洗净去子,切碎;葱洗净切碎。

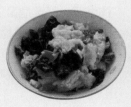

② 将植物油下锅烧热,放青椒、黑木耳和盐一起炒熟。

③ 将打散的鸡蛋倒入锅,稍成形后,翻炒,让鸡蛋和青椒木耳混合。

④ 加入葱,让混合的鸡蛋和青椒木耳尽量成饼的形状,烘烤至两面黄即可出炉。

功效: 对抗压力,缓解疲劳。

·改善食欲不振·

- 所谓"食欲",是一种想要进食的生理需求。这种需求低落、甚至消失,即称为食欲不振。有人不把食欲不振当回事,甚至暗自窃喜可以趁机减肥。其实,食欲是健康的指针,食欲不振或食欲减退,不但可能引起肠胃疾病,也可能代表着身体的异常。一些食欲不振是由精神因素造成的,如想要维持身材苗条而拒绝进食,慢慢地演变成了厌食症,这会严重威胁身体健康,甚至危及生命。

- 俗话说"能吃是福",千万不要因为任何原因而虐待自己的胃,让"维生素医生"和我们一起捍卫我们的口福吧!

1. 医生坐诊

维生素B₁在体内以辅酶形式参与糖的分解代谢,能促进肠胃蠕动,增进食欲。

维生素B$_6$可增强胃肠吸收功能，增进食欲。

维生素B$_{12}$能促进血红细胞的生成，它是脱氧核糖核酸（DNA）在机体生长和机体修复过程中的推进器，而DNA是蛋白质在合成过程中的重要物质，可促进蛋白质的合成。因此维生素B$_{12}$有帮助消化、增进食欲的作用。

烟酸能维持消化系统的健康，减轻胃肠障碍。一旦缺乏烟酸就容易导致人体消化不良，食欲不振。

维生素C能起到增强食欲的作用。

2. 维生素药物

维生素B$_1$，每次0.3毫克，每日1~2次。

维生素B$_{12}$，每次0.3微克，每日1~2次。

维生素C，每日100毫克。

3. 对症食疗

冬荷煲老鸭汤

B族维生素

主料：冬瓜1000克，鸭500克，芡实100克，干贝50克。

辅料：荷叶5克，陈皮5克，盐3克。

做法：

①陈皮用清水浸软，刮去瓤洗净；干贝用清水浸软，约浸1小时；芡实、荷叶洗净；冬瓜洗净，连皮带瓤切大件，鸭切去脚，切去鸭尾两粒子，以去膻味，洗净。

②鸭放入滚水中煮10分钟，取起洗净，如怕肥，可以撕去部分鸭皮。

③水适量放入煲内，陈皮也放入煲内。

④煲滚，放入冬瓜、鸭件、芡实、荷叶、干贝煲滚。

⑤慢火煲3小时，下盐调味。

功效： 祛暑，清热，补脾，开胃。

笋菇素鸡酸菜汤

维生素C+B族维生素

主料： 香菇（干）20克，竹笋50克，素鸡300克，酸菜160克，豌豆苗100克，胡萝卜120克。

辅料： 味精、盐、香油各适量。

做法：

①竹笋、胡萝卜去皮洗净，煮半熟捞起，冲冷水，切丝。

②香菇泡好去蒂，留1朵，其余切丝；酸菜洗净与素鸡切丝。

③香菇1朵，切成花状，放扣碗中央，再将其余切丝的材料依次排满扣碗，入笼蒸10分钟，取出倒扣玻璃盅内。

④起锅，放上汤，加调味料煮开，倒入玻璃盅里，再放豌豆苗，淋入香油即可。

功效： 健胃消滞，减肥祛脂，健体瘦身。

· 提高免疫力 ·

- 免疫力是人体自身的防御机制，是人体识别和消灭外来侵入的任何异物（病毒、细菌等），处理衰老、损伤、死亡、变性的自身细胞，以及识别和处理体内突变细胞和病毒感染细胞的能力。免疫力按其获得方式的不同可分为与生俱来的先天性免疫及后天得到的获得性免疫。人体内执行这一功能的是免疫系统。

- 免疫力低下的身体易于被感染或患癌症；免疫力超常也会产生对身体有害的结果。要获得健康的免疫力，需要有乐观的心态、充分的休息和睡眠、适当的运动，还要有正确的营养。

1. 医生坐诊

　　维生素A是免疫力的缔造者。它具有杰出的抗氧化功能，能促进黏膜及皮肤的发育与再生。维生素A还能影响细胞免疫和体液免疫功能，使体内一种具有重要免疫作用的淋巴细胞的增殖能力增强，防止胸腺和脾脏萎缩。这些因素都能使机体对某些引起疾病的抗原产生特异性抵抗疾病的抗体，提升免疫能力。

维生素B₆有助于提高人的免疫力，缺乏时会引起免疫系统的退化。

泛酸可以增强人体的免疫力，预防疾病。当体内泛酸不足时，人就会陷入一种焦躁的精神状态，从而刺激副肾，促进副皮质激素的分泌。副肾皮质激素会分解免疫组织的结缔组织，使人的免疫能力降低，从而使人很容易遭受病毒侵害，产生疾病。

维生素C可以增强体内白细胞吞噬细菌和病毒的能力，从而增强机体的免疫功能。

维生素E能改善免疫系统，调整因细胞老化而造成的免疫力下降。

2. 维生素药物

β-胡萝卜素25000IU，每日1～2次。

维生素B₆，每日2～3毫克。

泛酸，每日5～10毫克。

维生素C，每日200～300毫克。

3. 对症食疗

三豆饮

维生素C+维生素E+B族维生素

主料：黄豆250克，绿豆250克，红豆250克。

辅料：白糖适量。

做法：

① 将上述三种豆子洗净后加水充分浸泡至涨。

② 将三豆混合磨成浆，加水适量煮沸，以白糖调味饮服；每日2次，早晚服用，可长期食用。

功效：增强机体免疫功能，提高抗病能力。

清炖母鸡

B族维生素+维生素E

主料：治净后的母鸡1只。

辅料：葱段、姜片、盐各适量。

做法：

① 将母鸡双翅尖插入鸡的口腔内，用手将鸡腿从关节处折断，鸡爪插入腹部开口处。

② 将母鸡放入砂锅内，添加凉水，放葱段、姜片，先用大火煮至七八成熟，改用小火炖至肉烂离骨后加盐即成。

功效：滋补养身，增强抵抗力。

· 治疗失眠 ·

- 睡眠是生命的生理需求，良好的睡眠能促进脑力和体力的恢复，使我们每天都精力充沛。可惜全球有近1/4的人遭受失眠的困扰，我国亦有10%的人存在睡眠障碍。

- 人的睡眠是由中枢神经系统控制的，一旦稍有营养失衡，脑神经就会发出警告，或出现激素分泌失调等症状，这些身体微妙的变化都会影响睡眠质量。此时，可千万别忘了请出我们的"梦的使者"——可敬可爱的"维生素医生"，它能给我们的脑部以充足、均衡的营养补充，让我们和失眠说再见。

1. 医生坐诊

　　维生素B₁可调节自主神经功能紊乱，降低大脑皮质的兴奋，有助于睡眠。缺乏维生素B₁，是造成精神不稳定及失眠的主要原因之一。同时，维生素B₁对治疗睡眠不足也特别有效。

维生素B_6与糖分一起摄取，可消除因长期睡眠不足而累积的疲劳。将维生素B_6与烟酸配合吸收，可使大脑中产生一种所谓血清素的化学物质，使睡眠安稳。

维生素B_{12}会对中枢神经、大脑的功能产生作用，不仅可以改善睡眠，还能调整生物时钟，克服时差困扰。

B族维生素同时服用最能发挥功效，因此建议选择复合维生素B制剂。

维生素C也可帮助睡眠。

维生素E的疗效比较特殊，如果不是故意赖床，却常睡不醒，或总觉得身体不舒服，有心情焦躁、偶尔心悸等自主神经功能失调的情形，无法入睡，就应该及时补充维生素E。须注意的是，维生素E摄入6小时以后才能发挥功效，务必提前服用。

2. 维生素药物

维生素E，400IU，睡前1小时服用。

复合维生素B制剂（长效），可调整时差。

3. 对症食疗

菠菜猪肝肉片汤

维生素E+B族维生素

主料：菠菜400克，猪肝150克，猪瘦肉120克。

辅料：姜4克，盐4克。

做法

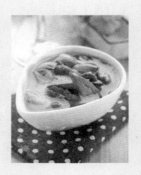

❶ 菠菜用水洗净，去根切段；猪肝和猪瘦肉用水洗净，切片；姜用水洗净，去皮，切片。

❷ 用适量水猛火煲至沸腾，放入菠菜、姜片和猪瘦肉，等猪瘦肉煲熟，再放猪肝。

❸ 猪肝熟透，加盐调味即可食用。

功效：滋补身体，养肝补血。

八宝粥

维生素B₁+维生素C+维生素E

主料：粳米150克。

辅料：芡实米6克，薏米6克，白扁豆6克，莲子6克，山药6克，红枣（干）6克，桂圆6克，百合（干）6克。

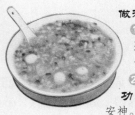

做法：

❶ 取芡实米、薏米、白扁豆、莲子、山药、红枣、桂圆、百合八味煎煮40分钟。

❷ 加入粳米继续煮烂成粥。

功效：健脾胃，补气益肾，养血安神。

冰糖湘莲

维生素C+维生素E+B族维生素

主料：莲子120克，菠萝30克，青豆15克，樱桃15克，桂圆肉15克。

辅料：冰糖180克。

做法：

❶ 将莲子去皮、心，放入碗内，加温水50毫升，蒸至软烂；桂圆肉用温水洗净；菠萝去皮，切成1厘米见方的丁；青豆、樱桃洗净。

❷ 将冰糖放入锅内，加清水500毫升烧沸，待冰糖完全溶化后，滤去渣，加青豆、樱桃、桂圆肉、菠萝，上火煮开。

❸ 蒸熟的莲子去水，盛入大碗内，将煮开的冰糖水及配料一齐倒入大汤碗中，莲子浮在上面即成。

功效：补肾健脾，养心安神。

· 治疗感冒 ·

- 感冒有两种：一种是普通感冒，俗称"伤风"；另一种叫流行性感冒，简称"流感"。普通感冒是由多种病毒引起的一种呼吸道常见病，多发于初冬，一般1周左右即可痊愈。流行性感冒是由流感病毒引起的一种传染性极强的感冒病。

- 感冒被人称为"百病之源"。其实，我们的"维生素医生"对感冒有良好的疗效，不妨把它请进家门吧！

1. 医生坐诊

维生素A有助于强化鼻子及咽喉的黏膜，特别是针对感冒早期的症状配合治疗。

B族维生素在感冒期间能够使衰弱的身体尽快恢复元气。

维生素C是一种抗氧化剂，能破坏病毒的核酸成分，使病毒无法伤害体内细胞。另外，它还可以刺激抗毒素的产生以抵抗感冒病毒，从而使体内渐渐产生抵抗力，兼具预防与治疗的效用。我们感冒时常吃的维C银翘片，其主要成分就是维生素C，它对感冒引起的发热咳嗽、喉咙痛、流鼻涕等症状有很好的疗效。

维生素 E 能改善免疫系统，预防感冒。老年人尤其需要及时补充维生素E。

2. 维生素药物

β–胡萝卜素，每次10000IU，每日1~3次（连续5日，停止2日）。

维生素C，每次1000毫克，每日3次。

维生素E（水溶性），每次200~400IU，每日1次。

3. 对症食疗

三潭枇杷

维生素A+维生素C+维生素E

主料：枇杷750克，红枣（鲜）100克，蜜枣100克，橘饼50克。

辅料：糖桂花2克，白糖150克，淀粉5克，香油

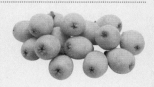

235

各适量。

做法：

❶ 枇杷用开水焯过，取出剥皮，除核去内衣。

❷ 红枣去核后洗净，切成碎丁。

❸ 蜜枣、橘饼均切成碎丁。

❹ 红枣丁、蜜枣丁、橘饼丁加白糖拌匀制馅。

❺ 每个枇杷装好馅，摆放在盘内，上笼蒸10分钟取出。

❻ 锅置大火，加清水100毫升，放入白糖、糖桂花，煮开后用淀粉勾薄芡，淋上香油，浇在盘中枇杷上即成。

功效：镇咳祛痰，抑制流感病毒，并可预防四时感冒。

鸭梨西米露

B族维生素+维生素C+维生素E

主料：西米100克，梨200克。

辅料：冰糖100克。

做法：

❶ 将梨洗净，去皮、核，切碎，放入锅中，加清水5杯，煮30分钟。

❷ 捞去梨渣留汁。

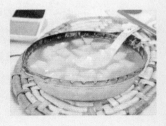

❸ 将梨汁再煮沸，加入西米，小火煮至完全透明。

❹ 再加入冰糖溶化即可。

功效：养阴清热，补肺化痰。

· 治疗头痛 ·

- 头痛是一种常见症状，几乎每个人一生中都会有头痛发生。头痛主要是由于头部的血管、神经、脑膜等对疼痛敏感的组织受到刺激引起的，常见的类型有紧张性头痛、偏头痛、丛带性头痛和窦室性头痛等。大多数头痛的危害不大，经过休息或服药后就会痊愈，但有些头痛就比较严重，特别是慢性头痛，如果不及时治疗，可能终身都要深受其害。

- 头痛虽不致人死命，但真正疼起来用"生不如死"来形容也毫不为过。如果自己正在遭遇头痛的折磨，那么，赶快请"维生素医生"来帮忙吧。

1. 医生坐诊

维生素A可以治疗因眼睛疲劳而引起的头痛。

维生素B₁能治疗因劳动强度大、疲劳过度而导致的头痛，还能缓解神经系统疼痛。

维生素B₂可预防和治疗偏头痛，减少偏头痛的发生频率和持续时间。临床应用表明大剂量维生素B_2的治疗效果超过了治疗偏头痛的常用药物盐酸氟桂利嗪。

维生素B_6能治疗因节假日饮酒过量，引起大脑血管收缩、血液循环不畅而造成的头痛。

维生素B_{12}能治疗女性月经期头痛。经期头痛多因人体缺乏维生素B_{12}导致神经细胞保护层变薄，引起神经紧张而引发。

烟酸可通过改善血液循环，治疗因人际关系紧张、心情不舒畅而导致的抑郁性头痛；还可以促使血管扩张，对治疗因血管收缩而引起的偏头痛相当有效。

泛酸能治疗因天气骤然变化、忽冷忽热或湿度过大而导致血压降低、大脑缺血引起的头痛。

维生素C兼具预防和治疗感冒双重功效，能治疗因感冒而引起的头痛，也能治疗慢性头痛。

维生素D能治疗因缺乏阳光照射而引起的头痛。

维生素E不仅能治疗因环境污染而引起的头痛，还能够防止过氧化脂质形成，有助于改善容易头痛的身体状态。

维生素K可以对抗血管平滑肌痉挛，对抗组胺、肾上腺素及乙酰胆碱引起的血管舒缩功能紊乱，从而使偏头痛症状改善，有效控制其发作频率。

2. 维生素药物

维生素A，每日0.8～1毫克。治疗眼睛疲劳引起的头痛。

维生素B₁，每日1.2～1.4毫克。治疗疲劳性头痛。

烟酸，每日15～20毫克。治疗抑郁性头痛。

泛酸，每日5～10毫克。治疗大脑缺血引起的头痛。

维生素B₆，每日2～3毫克。治疗饮酒过量引起的头痛。

维生素B₁₂，每日2～4微克。治疗女性经期头痛。

维生素C，每日200～300微克。治疗感冒引起的头痛。

维生素E，每日12毫克。治疗由环境污染引起的头痛。

3. 对症食疗

菊花鱼丸火锅

维生素A+维生素D+维生素E+B族维生素

主料：金针菇100克，莴笋150克，豆腐200克，菊花50克，鸭肠50克，粉条75克，草鱼250克，鸡蛋清200克。

辅料：姜、葱、盐、醋、料酒、胡椒粉、味精、香油、猪骨头汤各适量。

做法：

❶ 金针菇、莴笋、粉条洗净理好，沥干水；豆腐入开水中汆一下，捞出切块；鸭肠用醋、盐揉匀，洗净沥水，切段。以上各料放入盘中。

❷ 草鱼肉去刺捶蓉；菊花瓣洗净，剁成碎末；姜、葱洗净切末；将鱼蓉、菊花末拌匀成泥；鸡蛋清中加入适量清水，再加入味精、盐、料酒、香油、葱末和姜末，拌匀。

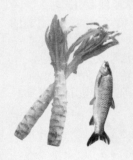

❸ 火锅置大火上，倒入猪骨头汤烧开，下入姜、盐、料酒、胡椒粉，烧开，撇去浮沫；将菊花鱼泥用小勺做成丸子，再放入鸡蛋清裹匀，入火锅中，下香油，烧开，即可饮汤、烫食其他原料，并吃鱼丸。

功效： 滋阴祛火，平肝祛风。

白芷鱼肚汤

维生素C+维生素E

主料： 白芷15克，鱼肚（水发）300克，冷水1500毫升。

辅料： 料酒10克，姜5克，葱10克，盐3克，味精2克，胡椒粉2克，香油20克。

做法：

❶ 将白芷润透，切片；鱼肚洗净，切2厘米宽、4厘米长的块；姜切片，葱切段。

❷ 将白芷、鱼肚、料酒、姜、葱同放炖锅内，加水1500毫升，置武火上烧沸，再用文火炖煮30分钟，加入盐、味精、胡椒粉、香油即成。

功效： 消食和胃，舒缓头痛。

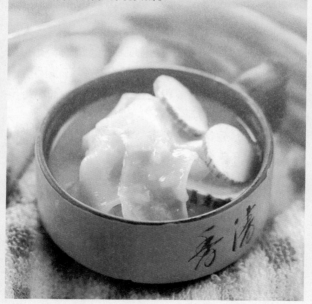

·治疗过敏症·

- 过敏症是指对某种物质的不耐性。例如，如果我们大量饮用咖啡会导致一系列症状的出现，那么我们就是对咖啡过敏。还有的人对气象环境的变化过分敏感，则称为气象过敏。过敏性疾病的发生常常与体质、环境、感染等三大因素有关，特别是呼吸道疾病。过敏体质的患者，由于体质之故，本来就容易有许多困扰。尤其天气转凉时，包括过敏性鼻炎、气喘、皮肤炎症状，特别容易诱发，影响生活品质。
- 过敏症的症状种类繁多，但一般而言，过敏都是由营养失衡引起的，因此最基本的防治之道便是补充营养，这其中当然少不了我们全能的"维生素医生"了。

1. 医生坐诊

胡萝卜素能调节细胞内的平衡，有效预防过敏性皮炎及花粉过敏等过敏反应。

维生素B₆是维持正常的免疫功能所不可缺少的营养物质，如果缺乏它，人体容易出现过敏反应。这时可以通过摄取维生素B₆来减轻过敏症状，配合维生素C一起使用则效果更佳。

泛酸能够制造抗体，有助于减轻过敏症状，促进伤口愈合，抗炎消炎。

维生素A、维生素C和维生素E可消除自由基，有效预防过敏。过敏体质的形成以及过敏症状的发作，都与机体内"健康杀手"——自由基过多地蓄积有关。而日趋严重的环境污染、化学品滥用及辐射问题，都会造成自由基在体内蓄积。因此，应通过清除自由基，调节机体免疫功能，达到逐步改善过敏体质，使过敏源与机体的不良免疫反应降到最低限度。

2. 维生素药物

复合维生素B制剂，每次50毫克，每日2次。

泛酸，500毫克，上下午各1次。

二甲砜（1000毫克）与维生素C的合剂，每日1～3次。

3. 对症食疗

金银花苦瓜汤

维生素A+维生素C

主料：苦瓜200克。

辅料：金银花15克。

做法：

① 将苦瓜切开去瓤和子，洗净。

② 苦瓜与金银花一起入锅中，加清水适量，煎汤饮用。

功效：清热解毒。

彩虹金菇煲

维生素A+维生素C

主料：金针菇90克，香菇50克，豆腐干100克，西芹30克。

辅料：姜末、酱油、白糖、香油、淀粉、植物油各适量。

做法：

① 金针菇去根部分开洗净；香菇洗净，去蒂切丝；豆腐干洗净切丝；西芹洗净也切成细丝。

② 烧锅下植物油，爆香姜末，下香菇丝、西芹丝及豆腐干丝，兜炒，加入少许清水略煮，再下金针菇兜匀，加入调味料，兜匀淀粉勾芡便可。

功效：抗菌消炎，防病健身。

· 治疗皮肤病 ·

- 有关皮肤病的文字记载，在我国已有3000多年历史。皮肤病种类繁多，总共有1000多种，较常见的有湿疹、荨麻疹、红皮病、白癜风、银屑病、红斑狼疮、天疱疮、接触性皮炎、神经性皮炎、脂溢性皮炎等。
- 皮肤病是常见病、多发病，虽然大多数不会对身体造成太大的影响，但一般都较为顽固，一旦患上就往往意味着要长久忍受它带来的煎熬。如果自己跑过多家医院、见过无数名医都无济于事，不妨来看看"维生素医生"，它们对付皮肤病的办法还真不少。

1. 医生坐诊

维生素A是上皮组织生长、增生和分化的重要调节师，能改善角化过度，还能治疗毛发红糠疹、毛发苔藓、鱼鳞病、小儿银屑病、磷状毛囊角化病、进行性对称性红斑角化症、色素性扁平苔藓、聚合性痤疮等。

维生素 B_1 参与糖代谢，并能抑制胆碱酯酶的活性，减轻皮肤炎症，能治疗湿疹、皮炎、脓皮病、念珠菌病、光感性皮肤病、带状疱疹后遗神经痛、多发性神经炎等。

维生素 B_2 参与糖、蛋白质和脂肪的代谢，增强对紫外线的耐受性，能治疗脂溢性皮炎、脂溢性脱发、寻常痤疮、酒糟鼻、寻常须疮、口周湿疹、日光性皮炎等。

维生素 B_6 参与所有氨基酸的合成与分解，能治疗脂溢性皮炎、脂溢性脱发、寻常痤疮等。

维生素C能增高毛细血管壁的致密度，促进肉芽组织生长及伤口愈合，还能治疗紫癜性皮肤病、湿疹、荨麻疹、黄褐斑、早期银屑病等。

维生素D能治疗异位性皮炎、红斑狼疮、斑秃、聚合性痤疮、银屑病等。

维生素E能增强皮肤毛细血管的抵抗力，维持毛细血管的正常通透性，可有效治疗冻疮、多形红斑、结节性红斑、单纯性紫癜、色素性紫癜性皮肤病等。

维生素K能促进肝脏合成凝血酶原及血浆因子，与皮质类固醇激素有协同作用，能调节植物性神经紊乱，是紫癜、慢性荨麻疹、淋巴瘤、皮肤瘙痒病的克星。

2. 维生素药物

　　含抗组织胺的长效维生素C，每次1000毫克，早晚各1次；复合维生素B制剂100毫升及1000毫克的泛酸，每日1～3次。治疗皮肤瘙痒。

　　β-胡萝卜素，每日25000IU；复合维生素B制剂（长效），100毫克，上、下午各1次；含玫瑰果实的维生素C，1000毫克，上、下午各1次；维生素E（水溶性），200～400IU，每日3次。治疗银屑病。

　　β-胡萝卜素，10000IU（小孩酌减），每日1～3次；含玫瑰果实的维生素C，500～1000毫克，上、下午各1次；维生素E（水溶性），200～400IU，上、下午各1次。治疗麻疹。

　　β-胡萝卜素，25000IU；复合维生素B制剂（长效），100毫克，上、下午各1次；从玫瑰果实中提取的维生素C，1000～2000毫克，上、下午各1次；维生素D，每日1000IU，一星期内连服5日，停服2日。治疗带状疱疹。

3. 对症食疗

冬笋粥

维生素A+维生素C+维生素E

主料：冬笋50克，粳米50克。

辅料：盐、味精各适量。

做法：

1. 将冬笋洗净，切片；粳米淘洗干净。

2. 一同入锅，加水500毫升，先用大火烧开，再转用小火熬成稀粥，加入调味料即可。

功效：宣散透疹，适用于小儿麻疹透发不畅。

红烧狗肉

维生素C+维生素E+B族维生素

主料：狗肉750克，红辣椒50克。

辅料：白糖、料酒、八角、酱油、姜、葱、蒜、油各适量。

做法：

1. 将狗肉洗净，切成小块；红辣椒切丝。

2. 锅内放油烧热，用葱、姜、蒜、八角炝锅，把狗肉下锅煸炒，炒至肉无血水时下料酒、酱油、白糖、红辣椒丝，烧开后撇去浮沫，装入焖罐，用微火将狗肉焖烂即成。

功效：主治冻疮。

· 治疗哮喘 ·

- 支气管哮喘（简称哮喘）是一种常见的、发作性的肺部过敏性疾病。由于发病时支气管平滑肌痉挛，黏膜充血、水肿和分泌物增加，患者有胸闷、气急、哮喘、咳嗽、咳痰等症状。

- 哮喘是严重危害人们身心健康、减弱劳动能力的一种疾病，而且难以得到根治。不过，"维生素医生"有自己对付这种顽疾的一套办法。

1. 医生坐诊

　　维生素A能增强呼吸道抵抗力，同时对受到损害的肺泡有修复作用。

　　维生素B₆是一种与体内血红蛋白的合成、氨基酸的代谢密切相关的营养物质，缺乏时会造成血红蛋白释氧能力降低、组织细胞缺氧、机体对氧敏感等一系列反应，从而诱发哮喘。大多数哮喘患者体内缺乏维生素B₆。

　　维生素C可以保护黏膜组织的健康，并且中和自由基、加速组织胺的代谢、缓和支气管平滑肌痉挛，以协助控制支气管发炎、痉挛的现象，减少哮喘的发生。

维生素D能增强呼吸道抵抗力，降低患哮喘病的概率。

维生素E有改善血液循环的功能。据外国科学家发现，每天服用维生素E可使哮喘患者在受污染的空气中呼吸较为通畅，哮喘发作的频率明显降低。

维生素K能促进细胞内环磷酸腺苷的合成，具有缓解支气管平滑痉挛而起到止喘作用。

2. 维生素药物

水溶性 β–胡萝卜素，每日1000～2500IU。
维生素B$_6$，每次200毫克，每日1～4次。
水溶性维生素E，每日400～1200IU。

3. 对症食疗

虫草炖鸭

维生素A+维生素C+维生素E+B族维生素

主料：鸭肉250克，冬虫夏草10克。
辅料：红枣4颗，盐适量。

做法:

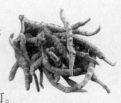

❶ 将冬虫夏草洗净;红枣去核洗净;鸭活杀,去毛、内脏,取鸭肉洗净,斩块。

❷ 把全部用料一起放入炖锅内,加适量开水、盐,小火隔水炖3小时即可。

功效: 补肾益精,养肺止咳。

肉丝烧蕨菜

维生素C+B族维生素

主料: 蕨菜250克,猪瘦肉100克。

辅料: 湿淀粉、鸡蛋清、盐、料酒、味精、姜汁、食碱、大油、清汤各适量。

做法:

❶ 将干蕨菜放开水中涨发,加盖闷软,再放开水锅中加食碱闷煮至透。多换几次水,使其洗净碱味和黑水,择去根,切成3.5厘米长的段,用开水焯一下,捞出沥净水分。

❷ 鸡蛋清、湿淀粉搅成糊,猪瘦肉切成细丝,放糊中抓匀。

❸ 炒锅置大火上,添大油,至六成热,将肉丝下锅划开至透,盛入碗中。

❹ 炒锅再放大火上,添入大油,至六成热,兑入清汤和盐、料酒、味精、姜汁,放入蕨菜,烧制。

❺ 待烧至汁浓入味,再放入肉丝,下湿淀粉勾芡,汤滚即成。

功效: 补脾益气,滋阴润燥。

· 治疗贫血 ·

- 贫血是指循环血液单位容积内的血红蛋白、红细胞计数或红细胞比容（压积）低于正常值的下限。这个正常值可因不同的性别、年龄、生活地区海拔高度的不同以及生理性血浆容量的变化而有所差异。其中以血红蛋白为最重要的评价标准，成年男性低于120克/升，成年女性低于110克/升，一般可认为是贫血。

- 贫血是临床最常见的表现之一，可分为多种类型，如缺铁性贫血、巨幼红细胞性贫血、再生障碍性贫血、溶血性贫血等，缺铁性贫血是其中最常见的一种。需注意的是贫血不是一种独立疾病，可能是一种基础的或是较复杂疾病的重要临床表现，一旦发现贫血，必须查明其发生原因。查明原因后，才能请"维生素医生"对症下药。

1. 医生坐诊

维生素B₁是合成脱氧核糖核酸所必需的物质，缺少时将使原始红细胞的有丝分裂减少，从而使红细胞数目减少。

维生素B₂缺乏可引起血红蛋白浓度降低，造成贫血，这与叶酸代谢紊乱有关。还有研究显示，同时补充铁和维生素B₂与单独补充铁相比，前者能更有效地维持血红蛋白水平。

维生素B₆是制造抗体和红细胞的必要物质，能有效治疗抗铁性贫血病。

维生素B₁₂被称为"造血维生素"，它参与制造骨髓红细胞，是合成嘌呤、嘧啶碱和核酸必不可少的辅助因子。叶酸是红细胞合成所需的因子。维生素B₁₂可促使叶酸在体内转化为四氢叶酸而发挥作用，因此叶酸与维生素B₁₂的缺乏症常同时存在。

维生素C有促进铁吸收的作用。它主要是促进食物中非血红素铁的吸收，而且剂量越大，促进铁吸收的作用也越大。因此，在预防缺铁性贫血时，除注意铁的供给外，还应注意维生素C的补充。

维生素E是保持红细胞完整性的必需因子。缺乏维生素E时，红细胞变得极为脆弱，其寿命缩短。缺铁性贫血、妊娠贫血也与维生素E有关。动物试验表明，缺乏维生素E的溶血率高达99%，不缺维生素E的溶血率只有5%，因而可用维生素E来治疗溶血性贫血。

2. 维生素药物

维生素B_6，每日1.5毫克，分3次口服。治疗抗铁性贫血病。

维生素B_{12}，口服每次25毫克，每日3次；肌肉注射每次50~200微克，每日或隔日一次。治疗恶性贫血。

叶酸，口服：成人每次5~10毫克，1日3次；儿童每次5毫克，1日3次。肌肉注射：成人每次10~20毫克，每日1次，20~30日为1疗程；小儿每次15毫克，每日1次。与维生素B_{12}配合治疗恶性贫血。

3. 对症食疗

杂锦拌桃仁

维生素C+维生素E+B族维生素

主料：核桃仁150克，红豆、玉米粒各30克，芥蓝40克，红椒15克，黑木耳10克。

辅料：盐3克，味精2克，香油适量。

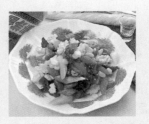

做法:

1. 芥蓝去皮，洗净，切滚刀块；红椒洗净，切块；黑木耳洗净，撕成小片。

2. 红豆、玉米粒洗净，与其他备好的材料入沸水中焯至熟后，捞出装盘。

3. 将所有调味料搅匀，淋在盘中拌好。

功效: 补血养颜。

风味豇豆节

B族维生素+维生素C

主料: 鲜豇豆250克，泡辣椒20克，菊花瓣5克。

辅料: 精盐5克，味精3克，麻油20克。

做法:

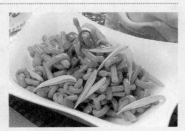

1. 鲜豇豆洗净，择去头尾，切成小段，入沸水锅中稍焯后，捞出装盘，凉凉后弯成小节；泡辣椒取出，切碎；菊花瓣洗净，用沸水稍烫。

2. 泡辣椒、菊花瓣倒入豇豆中，加所有调味料一起拌匀即可。

功效: 补血养颜。

· 治疗痛经 ·

- 痛经是月经期和月经期前后出现的周期性下腹痛，偶尔发生在月经期后数日内。目前临床常将其分为原发性和继发性两种，原发性痛经多指生殖器官无明显病变者，故又称功能性痛经，多见于青春期少女、未婚及已婚未育者；继发性痛经指盆腔器质性病变导致痛经。

- 一些女性认为痛经不是什么大不了的疾病而选择了忍耐。事实上，痛经很有可能是患上慢性盆腔炎、子宫内膜异位等疾病的报警信号，甚至有一部分人因此而不孕，因此痛经者应积极寻求治疗。来看看"维生素医生"会是个不错的选择。

1. 医生坐诊

维生素B_1能缓和子宫肌肉痛，对骨盆内部充血、瘀血使腹膜被拉紧而导致的痛经，有良好的辅助疗效。

维生素B₆对经前紧张症有显著疗效，它能稳定情绪，帮助睡眠，使人精力充沛，并能减轻腹部疼痛。

维生素D可以降低女性出现焦虑、抑郁、头痛和腹部绞痛等经期前综合征症状。

维生素E能抑制前列腺素的合成，而痛经与月经时子宫内膜合成和释放前列腺素有关，因而维生素E可以起到治疗痛经的作用。

维生素K能调节神经系统的功能，使女性在月经期不受精神因素的影响，达到镇静、镇痛的目的。另外，维生素K还能治疗平滑肌痉挛，当子宫平滑肌痉挛引起疼痛时，维生素K能使痛经得到缓解。

维生素A和维生素C可防治经期过长和月经过多症，避免女性因流血过多而导致贫血。

2. 维生素药物

维生素B₆，经前轻、中度痛经：20毫克，口服每日3次，于月经前3～7日开始，服至月经来后2日停药；经前重度痛经：30毫克，每日3次，于月经前3～7日开始，服至月经来后2日停药；月经期痛经：月经来潮时每次40毫克，每日3次，服2～3日后停药。

复合维生素B制剂（长效），每次100毫克，上、下午各1次。

3. 对症食疗

乌鸡汤

维生素C+B族维生素

主料：雄乌鸡500克。

辅料：陈皮3克，姜3克，草果5克，葱、醋、胡椒粉各适量。

做法：

① 将雄乌鸡洗净切块，葱切段。

② 乌鸡与陈皮、姜、草果、胡椒粉、葱段、醋同煮，小火炖烂。

功效：温中健胃，补益气血。

元胡益母草枣蛋

维生素C+B族维生素

主料：鸡蛋4个。

辅料：益母草30克，元胡10克，红枣15克。

做法：

① 将元胡、益母草、红枣、鸡蛋，加清水适量下锅煮。

② 煮至鸡蛋熟后，去壳再煮片刻，去渣取汁。

功效：活血理气，化瘀止痛。

· 治疗不孕 ·

- 不孕症指婚后有正常性生活，未避孕，同居2年而未能受孕。据统计，未避孕的夫妇，60%在婚后6个月内怀孕，80%在9个月内怀孕，85%～90%在一年内怀孕，约有4%在婚后第二年怀孕。如婚后2年未孕，可称为不孕症。不孕症临床分为原发性和继发性两种，婚后未避孕而从未受孕为原发性不孕症；曾有过妊娠而后并未避孕，连续2年以上不孕，称为继发性不孕症。

- 受孕是一个复杂的生理过程，阻碍受孕的因素有排卵障碍、精液异常、免疫因素、精神紧张、生殖系统疾患等，阻碍受孕的因素可能在女方，也可能在男方或男女双方。求子心切的不孕者也不必过于着急，加强体质和增进健康可有助于恢复生育能力，而"维生素医生"说不定还能成为送子观音呢。

1. 医生坐诊

维生素A可促进蛋白质合成，提高性欲，促进精子的生成，并提高精子的活力。男性维生素A缺乏时，会影响精索上皮产生精母细胞，输精管上皮变性，睾丸重量下降，精囊变小，并导致前列腺角化。女性在维生素A缺乏时，会影响胎盘上皮及胎儿的形成，还可导致胎儿的死亡。

维生素B$_6$有助于增加女性生殖激素——黄体素，提高受孕概率。同时亦可用于治疗男性不育症。

维生素B$_{12}$可治疗少精症，增加精子数和运动精子数，恢复男性生育能力。

叶酸可以帮助精子内DNA的合成，男性精子含量低与体内叶酸缺乏有关。因此，男性精子含量低时须考虑适当补充叶酸。女性不孕亦有可能是叶酸不足所致。

维生素C的作用是降低精子凝聚在一起，有利于精液的液化。体内具有足够的维生素C的男性就会有较健康的精子。维生素C的抗氧化功能还可保护存在于精子细胞中的遗传基因DNA，防止其在女性生殖道内被氧化而丧失精子活性。

维生素E有助于提高男女两性的生殖能力。它能调节女性内分泌功能，提高黄体激素量，使黄体生成激素，在一定量的促卵泡成熟激素的共同作用下，促进成熟的卵泡排卵；同样，它也能提高男性激素的分泌，增加精子的成活率，并促进精子发育成熟。健康的精子与健康的卵子相结合，即可形成胚胎，发育成长为健康的婴儿。

2. 维生素药物

　　复合维生素B制剂，每日100毫克；维生素C，每日1000毫克。适用于不孕男性。

　　维生素B_6，每日50～100毫克；叶酸，每日1～2毫克；复合维生素B制剂，每日含维生素B_{12}约50微克。适用于不孕女性。

3. 对症食疗

鹿茸海参

维生素A+维生素E

主料：海参20克，鹿茸10克。

辅料：葱3克，姜3克，盐1克，清汤适量。

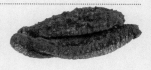

做法：

❶ 将鹿茸片放在锡纸上，用微火加热，然后刮去鹿茸茸

毛；海参用水发透。

❷ 将鹿茸、海参放在盆内，再加入葱、姜、盐、清汤，蒸1～2小时即成。

功效：补肾壮阳，适用于阳痿、腰膝酸痛、女子宫寒不孕等症。

玉米虾仁

维生素A+维生素B₁₂+维生素C+维生素E

主料：虾仁250克，甜玉米250克。

辅料：青椒30克，盐、料酒、味精、花生油、湿淀粉、清汤各适量。

做法：

❶ 将虾仁洗净，装入碗内，加入盐、料酒、湿淀粉拌匀；青椒洗净切丁。

❷ 炒锅注花生油烧至六成热，倒入虾仁，炒熟取出。

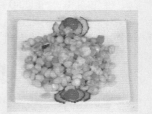

❸ 炒锅重新注花生油烧热，下入青椒翻炒至断生，倒入甜玉米、虾仁煸炒，加入清汤、盐、味精、料酒翻炒几下，用湿淀粉勾芡即可。

功效：养血固精，益气壮阳。

· 预防流产 ·

- 流产俗称小产。凡妊娠在28周以前中断，胎儿体重不足1000克者称为流产。流产分自然流产和人工流产两种。自然流产的原因很多，主要有胎儿和母体两个方面。胎儿本身的原因有精子和卵子中染色体异常，致使受精卵发育不正常。这类流产多发生在妊娠的头3个月。母体方面的原因有内分泌失调，子宫发育不良或畸形，严重的全身性疾病，腹部手术或外伤，以及母儿血型不合等。流产的主要症状为阴道流血，下腹部疼痛，腰酸，胎儿流出等。

- 流产是每个企盼当父母的人的噩梦，有少数孕妇甚至屡次怀孕屡次流产，医学上称为"习惯性流产"，除生理受伤外，更造成了很大的心理阴影和心理负担。不妨求助一下"维生素E医生"，或许它可帮忙驱除流产者的噩梦，圆您为人父母的美好心愿。

1. 医生坐诊

维生素E被称为"生殖维生素"，它能让女性保持正常的生育状态，是女性维持正常妊娠过程所必需的物质。作为优良的天然抗氧化剂，维生素E可使脑垂体前叶促性腺激素分泌增加，促进性激素的分泌，调节性腺功能。天然维生素E可作为常规配药，治疗各种不孕症；有效预防各种原因引起的流产；防治轻度妊娠症发展为重度；延缓生殖功能的减退。

2. 维生素药物

维生素E，每次10~100毫克，每日3次。

3. 对症食疗

素烧三元

维生素E+维生素A+维生素C

主料： 莴笋300克，胡萝卜200克，白萝卜200克。

辅料： 葱、姜、植物油、盐、白糖、香油各适量。

做法：

❶ 莴笋、胡萝卜、白萝卜去皮洗净，然后各削成15个圆片，用开水焯透捞出。

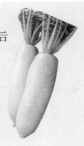

❷ 炒锅上火放植物油，烧热后下姜、葱炝锅后捞出；放入"三元"（莴笋片、胡萝卜片、白萝卜片），加汤及白糖、盐烹煮；水开后，用小火煨入味，收汁，勾芡，淋入香油即成。

功效： 强身健体，有利安胎。

鸡蛋阿胶粥

维生素E+维生素A+B族维生素

主料： 鸡蛋5个，阿胶30克，糯米100克。

辅料： 盐、大油各适量。

做法：

❶ 将鸡蛋打入洗净的碗内，用筷子顺着一个方向搅散；将糯米淘洗干净，用清水浸泡1小时。

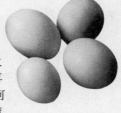

❷ 锅置火上，放入清水，大火烧开后，及时地加入糯米，待再滚，改用小火熬煮至粥成，放入阿胶，淋入鸡蛋液，搅匀，候两滚，再加入大油、盐，再次煮沸即成。

功效： 养血安胎。适用于妊娠胎动不安、小腹坠痛、胎下血、先兆流产等症。

· 治疗风湿 ·

- 很多人都把风湿病误认为关节炎，这其实是不正确的，"风湿"并不是指一种病，而是指以骨、关节、肌肉、韧带、滑囊、筋膜疼痛为主要表现的一大类疾病的总称。我国最常见的且危害性最大的风湿病有：急性风湿病（风湿热）、类风湿性关节炎、强直性脊椎炎、骨性关节炎、痛风等。中医认为，风湿就是风寒湿气侵袭人体，闭阻经络，致使气血远行不畅引起的肌肉关节麻木疼痛、屈伸不利或肿大。

- 风湿虽然难治，但并不是无药可治，治疗风湿最重要的就是早发现早治疗，一旦发现有左右手腕关节或手指关节肿痛、足部与膝盖关节疼痛、早上睡醒时双手无法随意志活动等症状，便疑似罹患风湿症，应及早就医。其实我们的"维生素医生"也是治疗风湿的一把好手。

1. 医生坐诊

维生素B$_2$在体内含量不足很可能导致风湿性关节炎，补充足量维生素B$_2$可帮助改善症状。

维生素B$_6$能制造有助于增强免疫系统的蛋白质，对治疗风湿症亦有助益。

泛酸可用于缓解类风湿性及退化性关节炎症状。

维生素C能促进固醇类激素的合成，是天然的抗生素，具有抑制关节周围结缔组织发炎的作用。

维生素D可降低患类风湿性关节炎的风险。

维生素E具有使关节周围血管扩张、促进血液循环、维护关节组织、缓和关节疼痛的功效。最近的一项研究表明，维生素E对于治疗风湿热唯一的神经系统病变——风湿性舞蹈病有作用。风湿性舞蹈病与多巴胺系统的活动过度有关，同时和自由基的神经毒性有关，维生素E可以降低风湿性舞蹈病患者自由基的损害，从而起到治疗的功效。

2. 维生素药物

维生素B$_6$，每次50毫克，每日3次；维生素C，每日1000~2000毫克；维生素E，每日150~300毫克。治疗类风湿性关节炎。

3. 对症食疗

木瓜生姜蜂蜜粥

维生素C+B族维生素

主料：粳米100克，木瓜片10克，姜片10克。

辅料：蜂蜜适量。

做法：

① 将粳米、姜片洗净；木瓜片装入布袋中。

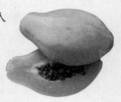

② 把上述材料同入锅中，加水适量煮成稠粥，粥将成时取出布袋，趁温加入蜂蜜，调匀即成。

功效：祛湿舒筋，散寒止痛。

清蒸大闸蟹

维生素B₂+维生素C

主料：大闸蟹2500克。

辅料：酱油、白糖、葱、醋、姜、香油各适量。

做法：

① 将大闸蟹逐只洗净，放入水中养半天，使其排净腹中污物，然后用细绳将蟹钳、蟹脚扎牢。

❷ 用葱花、姜末、醋、白糖调和作蘸料，分装10只小碟。

❸ 同时准备好每人吃蟹的一副专用餐具：小砧板一块、小木槌一只及其他用具等。

❹ 将蟹上笼蒸熟后取出，解去细绳，整齐地装入盘内。

❺ 蒸好的蟹连同小碟蘸料、专用餐具上席，由食用者自己边掰边食。

功效：补骨添髓，养筋活血。

巴戟枸杞羊肉汤

维生素A+B族维生素

主料：羊肉750克、巴戟天30克、枸杞30克。

辅料：生姜5片、大蒜30克、盐适量。

做法：

❶ 羊肉洗净，切块，用开水氽去膻味。

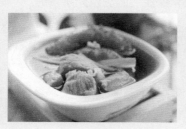

❷ 将巴戟天、枸杞洗净，与羊肉、姜、蒜一起放入锅内，加适量清水，武火煮沸后改文火煲3小时，加盐调味即可。

功效：补肾祛风。

· 治疗骨质疏松 ·

- 骨质疏松症是以骨量减少、骨组织微细结构破坏导致骨脆性增加和骨折危险性增加为特征的一种系统性、全身性骨骼疾病。目前全世界约2亿人患有此症，其发病率已跃居常见病、多发病的第七位。一直被认为是老年人特有疾病的骨质疏松症，实际上在儿童时期就已存在。目前医学上还没有安全而有效的根治方法。因此，正确认识、早期预防显得尤为重要。
- 骨质疏松症的发生与发展是在无声无息中进行的，具有很大的隐蔽性。不过骨质疏松症隐藏得再好，在"维生素医生"眼里也无所遁形。

1. 医生坐诊

　　维生素A除具有维持上皮细胞的功能完好及参与细胞代谢作用外，还参与骨骼的生长发育，对治疗骨质疏松症有良效。

维生素C是骨骼代谢的重要物质。当机体缺乏维生素C时，骨骼内的蛋白质、多糖类物质的代谢便会出现不同程度的障碍，使蛋白质和多糖类物质减少，而蛋白质和多糖类物质是骨骼的重要组成部分——骨基质的基本成分。骨基质生成减少，骨骼的发育和生长自然会受影响，从而发生骨质疏松。维生素C在肠道内还可与钙离子结合，促进钙离子的吸收。

维生素D是钙和磷吸收的主要调节因素，它进入人体后在肾脏中把自己转化为活性的维生素D，制造出某种蛋白质，可以帮助人体吸收钙质和磷质，有效地提高人体骨密度，可在相当长时间里维持骨密度的峰值。维生素D还可促进成骨细胞生成，强化骨骼的坚硬度。

维生素K_2是维生素K的七种化学物之一，它能促进钙代谢，防治骨质疏松症。研究还发现，维生素K可作用于成骨细胞，促进骨组织钙化，同时还能抑制破骨细胞引起骨吸收，从而增加骨密度，不仅可防还可治骨质疏松。

2. 维生素药物

α–羟基维生素D_3，初始剂量为每日0.5微克，维持量为每日$0.25 \sim 0.5$微克。

维生素K_1，每日$5 \sim 10$毫克。

维生素K_2，每日12毫克。

3. 对症食疗

栗子蒸酥肉

维生素A+维生素C+维生素E

主料：猪瘦肉400克，栗子（鲜）100克，鸡蛋1个，油菜30克。

辅料：姜丝、盐、蚝油、味精、酱油、胡椒粉、湿淀粉、色拉油各适量。

做法：

❶ 将猪瘦肉切成三角块，放入碗中，加鸡蛋液、蚝油、盐、胡椒粉、湿淀粉腌渍3分钟；油菜洗净，切段。

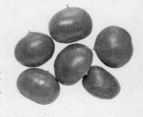

❷ 将锅置于大火上，放入色拉油，烧至四成热时，放入腌好的猪肉块。

❸ 待炸至外酥里嫩成金黄色捞出，和栗子拌在一起，加入酱油、味精、姜丝、油菜段入蒸锅蒸5分钟即可。

功效：补肾强筋，防治骨质疏松。

炒鸡丁

维生素A+维生素C

主料：鸡肉200克，豌豆30克，冬笋30克。

辅料：花生油、酱油、盐、味精、白糖、姜、淀粉、清汤各适量。

做法

1. 鸡肉洗净，切成1厘米见方的丁；冬笋也切成1厘米见方的丁。

2. 炒锅置火上，放入花生油，烧到七成热即把鸡丁、豌豆、笋丁同时投入翻炒，加入作料、清汤，用湿淀粉勾芡，淋熟油即成。

功效：防止骨质疏松，促进骨骼发育。

洋葱炒蛋

维生素A+维生素C+维生素K

主料：鸡蛋4个，洋葱100克，柿子椒50克。

辅料：植物油、盐、辣椒粉各适量。

做法

1. 洋葱去皮，洗净切成丁；柿子椒去蒂、子，洗净切成丁。

2. 将鸡蛋磕入碗内，加入洋葱丁、柿子椒丁、辣椒粉、盐搅拌均匀。

3. 炒锅注入植物油，烧至八成热，倒入碗内材料炒熟即可。

功效：降低血糖，防治骨质疏松症。

· 治疗肝病 ·

- 肝病是发生在人体肝脏部位的各种疾病的统称，是由于各种病因引起肝脏功能性和器质性病变，严重者可以引起全身各系统的功能障碍，甚至危及生命。肝病主要包括病毒性肝炎、肝硬化、原发性肝癌、药物性肝炎、酒精性肝病、肝脏肿瘤。

- 病毒性肝炎是由多种肝炎病毒引起的常见传染病，包括甲肝、乙肝、丙肝、丁肝、戊肝及庚肝等，具有传染性强、传播途径复杂、流行面广泛、发病率较高等特点。其中乙型肝炎是具有潜在致死性的疾病之一，是全球引起死亡的第九大病因。因为病毒性肝炎的传染性极强，因此其病毒携带者不仅要忍受病痛的折磨，还往往要受到社会的歧视，犹如被贴上了某种耻辱的标签。挑战肝炎，维护肝脏健康，人类任重道远，"维生素医生"也义不容辞。

1. 医生坐诊

维生素A可防治肝纤维化，还可预防肝炎发展成肝癌。

B族维生素参与肝脏脂肪代谢，并对肝细胞有保护作用，对脂肪肝的疗效尤佳。

维生素C能直接改善肝功能，促进新陈代谢；大剂量应用可提高体液免疫力，促进抗体形成，增强白细胞的吞噬作用，增强机体的抗病能力，减轻肝脏脂肪变性，促进肝细胞的修复、再生和肝糖原的合成，改善新陈代谢，增强利尿作用，促进胆红素排泄，从而起到解毒、退黄、恢复肝功能、降低转氨酶的作用。此外，维生素C尚有结合细菌内毒素的能力，能减少毒素对肝脏的损害。

维生素E能抑制过氧化脂质生成，并维护肝脏的正常功能，可用于辅助治疗慢性乙型肝炎。

维生素K能在肝内合成凝血酶原，如果体内缺乏维生素K，凝血物质的合成将会发生障碍，凝血过程中会发生出血。维生素K能帮人镇痛，治疗急性、慢性肝炎。

2. 维生素药物

维生素A（乳剂），每日25000IU。
维生素C，每次100～200毫克，一日3次。

3. 对症食疗

凉拌茄子

维生素C+维生素E

主料：茄子500克。

辅料：蒜30克，盐、味精各适量。

做法：

① 将茄子用清水洗净，切去两头，再切成段，一剖为二，茄子皮面切成小棋子块形；蒜洗净，切成细末。

② 将茄子放入碗内，入蒸笼内蒸熟后取出。

③ 放入蒜末、盐、味精，拌匀即成。

功效：清热活血，消肿祛风，治肝炎热毒。

猕猴桃西米粥

维生素A+维生素C+维生素E+B族维生素

主料：西米100克，猕猴桃200克。

辅料：白糖适量。

做法：

❶ 西米洗净，浸泡30分钟后沥干；猕猴桃去皮、核，用刀切成豆粒大小的丁。

❷ 锅中加入清水1000毫升，放入西米、猕猴桃肉丁和白糖，置火上烧开，稍煮即成。

功效：滋补强身，防治肝炎。

清蒸鲈鱼

维生素A+维生素C+B族维生素

主料：鲈鱼600克，火腿50克，香菇70克，香菜15克。

辅料：葱、姜、料酒、盐、胡椒粉、香油、淀粉、色拉油、清汤各适量。

做法：

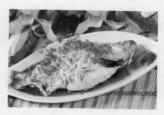

❶ 鲈鱼宰杀洗净后控干水分，用盐和料酒擦抹鱼的里外以码味；火腿、香菇均切片；葱切长条，姜切片。

❷ 依次码入葱条、鱼、火腿片、香菇片、姜片，淋上少量色拉油，大火蒸约15分钟取出滗去原汁，去掉葱条和姜片，把鱼放入盘内，炒锅烧油浇在鱼身上。

❸ 炒锅再上火，烹入料酒、清汤、盐、胡椒粉、湿淀粉勾芡，淋入香油，一并浇在鱼身上，香菜围在鱼尾处即可。

功效：健脾利水，补肝益肾。

· 治疗心脏病 ·

- 心脏病是心脏疾病的总称，包括风湿性心脏病、先天性心脏病、高血压性心脏病、冠心病、心肌炎等病症。其中以冠状动脉性心脏病（简称"冠心病"）最为普遍。心脏病是人类健康的头号杀手。全世界1/3的人口死亡是因心脏病引起的。

- 心脏之于身体，如同发动机之于汽车，一旦心脏停止跳动，生命的车轮也就走到了尽头。捍卫心脏，就是捍卫生命，"维生素医生"将勇敢地与我们一起并肩作战。

1. 医生坐诊

维生素B_1对因心脏肥大引起的心脏疾病有预防作用。

维生素B_2能洁净血液，预防心绞痛、心肌梗死等心脏疾病的发生。

维生素B_6、维生素B_{12}和叶酸能够协助人体内的活性酶分解并清除血液中一种名为高半胱氨酸的物质，通过减少高半胱氨酸含量从而降低中风和心脏病的患病危险。

烟酸能够强壮心脏，预防心脏病的发生。

维生素C与硒合用，用以预防心脏病。

维生素D可降低胰岛素的耐受性，而胰岛素耐受是导致心脏病的主要因素之一，因此补充维生素D可有效预防心脏病。

维生素E摄入量充足可以大幅度降低人们患心脏病的风险，与维生素A、维生素C并用，还可降低心脏病的死亡率。

维生素Q在心肌细胞中含量最高，因为心脏需要大量的能量以维持每天千百次的跳动。有关研究表明，3/4的心肌病老年患者在服用维生素Q后，病情有了明显的好转。维生素Q还可用于治疗缺血性心脏病。

2. 维生素药物

复合维生素B制剂（长效），每次100毫克，上午、下午各1次。

烟酸，每次100毫克，每日3次。

维生素E（水溶性），每次400IU，每日1次。

3. 对症食疗

扒双菜

维生素A+维生素C+叶酸

主料：白菜250克，油菜250克。

辅料：油、酱油、盐、葱、姜、湿淀粉、素汤各适量。

做法：

1. 取白菜心顺向切成条；油菜洗净切条；葱、姜切末。

2. 用开水把白菜和油菜煮熟，捞出，过凉开水，沥去水分。

3. 炒锅放油烧热，放入葱末、姜末炝出香味，其他材料放入锅中煸炒，用湿淀粉勾芡，急火收汁，拌匀即成。

功效：治疗冠心病。

山莲葡萄粥

维生素A+维生素C+维生素E+B族维生素

主料：莲子25克，山药500克。

辅料：葡萄干、柠檬汁和白糖各适量。

做法：

1. 山药洗净后切成薄片，莲子洗净。

2. 山药与莲子一起放入锅中，烧八成熟后放入葡萄干，烧开即成，最后把柠檬汁和白糖调配放入锅内搅匀。

功效：补脾养心。

· 治疗肠胃病 ·

- 肠胃病是发生在人体肠胃内的各种疾病的统称。我国有4/5的人患有肠胃疾病，居世界首位。

- 现代人生活节奏快、工作压力大、精神紧张，很容易使自主神经功能紊乱，导致胃肠蠕动减慢、消化液分泌减少，出现食欲下降等症状。如果急性肠胃病治疗不当，则会转变成慢性肠胃病，甚至引起胃肠黏膜糜烂、溃疡、穿孔，乃至癌症。

- 患了肠胃病，治疗必不可少，而保养更是重中之重。"维生素医生"既能帮我们对付顽疾，也能帮我们保养肠胃。

1. 医生坐诊

维生素 A 在防止胃溃疡恶变过程中能起到一定作用。

维生素 B_1 是促进碳水化合物、脂肪及蛋白质新陈代谢及能量生产的必需营养素，有助于促进肠胃蠕动及消化液的分泌。

维生素C有助于减轻压力，因此可缓解由压力引起的胃痛症状。

维生素E在体内可保护易被氧化的物质，减少过氧化脂质的生成。而胃溃疡病患者胃黏膜抵抗力差与脂肪过氧化作用紊乱有关。维生素E可起调节脂肪氧化、清除氧化自由基的作用，从而保护细胞不受氧化剂的损害。同时，大量的维生素E又可促进毛细血管和小血管增生，并改善周围血液循环，增加组织中氧的供应，从而给溃疡面愈合创造良好的营养条件。此外，维生素E尚可抑制幽门螺旋杆菌的生长，使溃疡病愈合后的复发率降低。

维生素U严格地说并非真正的维生素（它可以在体内制造），但它却发挥了维生素的功能。它可以修复胃肠黏膜，预防及治疗胃溃疡和十二指肠球部溃疡。

2. 维生素药物

维生素E胶丸，每次400毫克，每日2次。治疗消化性溃疡病。

复合维生素B制剂，每日100毫克；叶酸，每日400～1000微克。局部性回肠炎患者需补充。

3. 对症食疗

牛肉菠菜汤

维生素A+维生素C+B族维生素

主料：牛肉250克，菠菜750克，胡萝卜150克，土豆500克，鸡蛋5个，炼乳10克。

辅料：柠檬汁、醋、葱、香叶、黄油、盐、胡椒粉、番茄酱各适量。

做法：

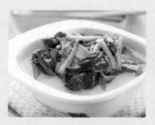

❶ 把胡萝卜切成斜花片，葱切丝，牛肉切小块，一起放在器皿内，加黄油、香叶、胡椒粉焖制，中火15分钟，待焖到半熟时加番茄酱。

❷ 菠菜洗净用开水焯过，切段；土豆去皮切成块放器皿内，加入牛肉汤煮，等土豆八成熟时，加入鸡蛋煮熟，放醋、柠檬汁调味。

❸ 食用前放入菠菜，中火4分钟煮沸，起菜时在每个汤盘内先放入切好的牛肉片，盛上汤，再放上鸡蛋，浇上炼乳即可。

功效：健脾养胃，强筋壮骨。

椒盐蛋皮椿卷

维生素C+维生素E+B族维生素

主料：香椿500克，猪瘦肉200克，鸡蛋4个，荸荠50克。

辅料：味精、椒盐、盐、姜、葱、植物油、香油、胡椒
粉、淀粉各适量。

做法：

① 猪瘦肉去筋洗净，切成细丝；香椿洗
净，用开水汆一下，下冷水漂凉，挤去
水分，切碎；切碎的香椿用盐和香油
腌拌；荸荠削去皮，洗净，切丝；
葱、姜洗净，葱切丝，姜切末。

② 炒锅置大火上，下植物油将猪
瘦肉煸炒几下，扒在盘内放凉。

③ 放凉后的猪肉放胡椒粉、味精、香椿末、盐、
荸荠丝、葱丝、姜末一起拌匀。

④ 鸡蛋磕入碗内，加湿淀粉搅匀；鸡蛋糊倒入抹过油的
炒锅中，置微火上摊成4张蛋皮，切为两半，呈半圆形。

⑤ 切好的蛋皮放入拌好的馅心，卷成卷，以湿淀粉封
口，依次制作8条；炒锅置大火上，倒入植物油烧至七成
热，将蛋卷逐条下锅翻炸2分钟，离火再汆炸2分钟，最
后置大火上炸1分钟，捞出沥油；蛋卷沥干油后切成3厘
米长的段，码入盘中，撒上椒盐即成。

功效：健脾开胃，增进食欲。

· 治疗胆结石 ·

- 胆汁是肝脏所分泌的液体，经过胆管输送到消化道，可以帮助脂肪乳化从而促进脂肪的消化。胆结石就是胆汁因为种种原因无法保持液体状，结成颗粒状结晶，沉淀在胆囊及胆管而成的。胆结石急性发作可引起胆绞痛，中上腹或右上腹剧烈疼痛，坐卧不安，大汗淋漓，面色苍白，恶心，呕吐，甚至出现黄疸和高热。但也有症状不典型，不感疼痛的，称"无疼性胆结石"。

- 胆结石和个人体质有关，肥胖、嗜吃太油食物、饮食不正常是重要的危险因子。如果我们吃得多又懒得动，或者没时间运动，最好找找"维生素医生"，它可以把胆结石扼杀在胚胎之中。

1. 医生坐诊

维生素A能保护胆囊的表皮细胞。如果胆囊的表皮细胞死亡，脱落的细胞便容易吸附胆固醇造成结石。而维生素E不足，则会增加维生素A的消耗与破坏，因此必须注意同时补充维生素A与维生素E。同时维生素E还有抑制胆色素的作用，胆色素由红细胞的溶解而产生，一旦和钙结合，便会演变成为顽固的胆色素结石，维生素E可有效预防胆色素结石的形成。

叶酸、维生素B_6、维生素B_{12}等B族维生素是机体合成卵磷脂的必需物质，而卵磷脂可使胆汁中的胆固醇处于溶解状态而不会析出形成胆结石。因此补充B族维生素对预防胆结石也有不错的功效。

维生素C可控制胆固醇转化成胆汁酸，以避免胆汁中的胆固醇过饱和而形成胆结石。

2. 维生素药物

维生素A（乳剂），每日25000IU。
维生素E（水溶性），每次400IU，每日1次。

3. 对症食疗

蒲公英粥

维生素C+B族维生素

主料：粳米100克，蒲公英90克。

辅料：盐、味精少许。

做法：

❶ 将蒲公英洗净，切碎，加水煎煮，去渣取汁。

❷ 与淘洗干净的粳米一同入锅，加水适量，先用大火烧开，再转用小火熬煮成稀粥，加盐、味精调味即可。

功效：清热解毒，消肿散结。

鸡内金橘皮粥

维生素A+维生素C+B族维生素

主料：鸡内金10克，干橘皮6克，糯米50克。

辅料：白糖少许。

做法：

❶ 鸡内金、橘皮同研成细末。

❷ 用小火先煎30分钟，加入糯米煮成稠粥，加白糖调味，每日空腹服用2次。

功效：利胆消石。

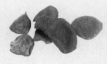

·治疗动脉硬化·

- 动脉硬化是指动脉的一种非炎性、退行性与增生性病变，可使动脉管壁增厚变硬失去弹性或管腔狭窄，多指动脉粥样硬化。其临床表现因主要病变部位而异。冠状动脉粥样硬化可引起心绞痛、心肌梗死等；脑动脉粥样硬化导致脑缺血，可产生头痛、眩晕、昏厥等症状；脑血栓或动脉破裂出血可引起脑血管意外，出现瘫痪、失语、意识突然丧失；脑萎缩可引起脑动脉硬化性痴呆、记忆力减退等。

- 预防动脉硬化，首先应注意合理的饮食，三餐前先咨询一下"维生素医生"，对自己的血管健康肯定有百利而无一弊。

1. 医生坐诊

　　维生素A和维生素E同时作用能够减慢轻、中或重度冠状动脉粥样硬化的进展，减轻头疼、失眠、眩晕、耳鸣等症状，并降低血压和血脂胆固醇。

维生素B_1、维生素B_6和叶酸能调控同型巯乙胺酸，使同型巯乙胺酸维持正常水平。如果人体内同型巯乙胺酸含量超过正常范围，会直接刺激动脉平滑肌，导致动脉粥样硬化、血管腔变窄。维生素B_2也可以起到预防动脉硬化的作用。维生素B_{12}可分解体内过氧化脂质，防止动脉硬化造成心肌梗死。因此，补充足量B族维生素可以保护血管，预防冠心病和中风等疾病。

维生素C具有促使胆固醇变为胆酸的功能，因此能把沉聚在动脉壁上的胆固醇清除掉，也就是说把黏在血管壁上使血管失去弹性和使血管狭窄的物质清洗掉，从而减缓高血压和动脉硬化的形成。

维生素E能防止被称为血管内"锈"的过氧化脂质的形成，并能够提高良性胆固醇的浓度，减少恶性胆固醇，对于预防动脉硬化而言意义尤其重要。

2. 维生素药物

维生素A，每日90000IU；维生素E，每日200毫克。治疗冠状动脉粥样硬化。

3. 对症食疗

加州杏仁

维生素A+维生素B12+维生素E

主料：虾仁400克，杏仁100克。

辅料：葱、姜、蒜、白糖、鸡精、盐、淀粉、植物油各适量。

做法：

❶ 将虾仁用冷水浸30分钟后捞起沥干，用淀粉拌匀。

❷ 锅中放植物油，用温油将虾仁滑散。将杏仁入锅翻炒，加入葱、姜、蒜、白糖、鸡精、盐，炒熟即成。

功效：预防动脉粥样硬化。

盐烤秋刀鱼

维生素A+维生素C

主料：秋刀鱼40克，油菜20克，白萝卜15克。

辅料：盐、酱油、清汤各适量。

做法：

❶ 去除秋刀鱼的内脏，抹上盐，烤至焦黄，撕块，盛盘。

❷ 油菜用水煮熟后，剁碎，和白萝卜一同加入清汤中，并以酱油调味，稍煮片刻后沥干，与秋刀鱼一起盛盘。

功效：抑制高血压、心肌梗死、动脉硬化。

· 治疗高血压 ·

- 血压是指血液在人的血管中流动时对血管壁产生的压力。高血压指体循环动脉血压增高，是常见的临床综合征，常伴有心、脑、肾等器官功能或器质改变为特征的全身性疾病。大多数的高血压患者在血压升高早期仅有轻微的自觉症状，如头痛、失眠、耳鸣、烦躁等。随着病情的发展，如血压长期未能得到良好的控制，就会导致心、脑、肾等主要器官受到严重的损伤，能引起脑卒中（中风）、冠心病、肾功能衰竭等严重后果。

- 目前，我国已成为世界上受高血压危害最严重的国家，而且高血压发病率也有低龄化的趋势，必须及早防治。来看看"维生素医生"，它对预防高血压很有自己的高招。

1. 医生坐诊

B族维生素有助于预防高血压。其中胆碱具有扩张皮肤及内脏血管，使血压下降的功能，并且有助于防止脑卒中的发生。

维生素C、维生素E都是强氧化剂，可以使对细胞有破坏性的自由基失效。其原理可能是通过保障体内能舒张血管的一氧化氮的供应，从而强有力地调节血压。维生素C还能巩固血管内壁的细胞，保持血管内壁细胞胶原排列缜密，预防血管破裂受伤。

维生素D常被颈部甲状腺上的副甲状腺所利用，这些腺体能分泌出调节体内钙水平的激素，而钙有助于降低血压。

维生素P有保护血管，防治高血压的作用。

维生素Q防止动脉栓塞，预防和控制高血压。

2. 维生素药物

维生素E（水溶性），每日100IU，并渐渐增加剂量。

3. 对症食疗

五味降压汤

维生素C+维生素P+B族维生素

主料：紫菜（干）20克，芹菜60克，西红柿100克，荸荠100克，洋葱60克。

辅料：盐、味精、胡椒粉各适量。

做法：

❶ 将紫菜浸软去沙；芹菜切段；西红柿切片；荸荠去皮切成小块；洋葱切丝。

❷ 用适量清水，材料一起放进锅内，煮滚后调味即可。

功效：平肝降压，安神镇静。

清炒木耳

维生素C+B族维生素

主料：木耳350克。

辅料：花生油、蒜、香油、料酒、盐、味精各适量。

做法：

❶ 木耳洗净，捞出沥干水分；蒜切成末。

❷ 炒锅放火上，倒入花生油烧热，放入蒜末稍炒。

❸ 倒入料酒，放入木耳、盐、味精，浇入香油即可。

功效：降血压，清热凉血。

·治疗糖尿病·

- 糖尿病是由于人体内胰岛素绝对或相对缺乏而引起的血液中葡萄糖浓度升高，进而糖大量从尿中排出，并出现多饮、多尿、多食、消瘦、头晕、乏力等症状的疾病。主要分为两种类型：Ⅰ型糖尿病和Ⅱ型糖尿病。前者患者体内完全没有胰岛素分泌，多发于年纪较轻者；后者因胰岛素作用不良，主要患者为老年人，具遗传性。糖尿病主要是由肥胖、缺少运动和不良的饮食习惯等原因所造成的。

- 糖尿病被称为"糖魔"，是现代富贵病家族中的第二杀手，让人不能痛快地死，也不能舒心地活。"糖魔"既讨厌又难缠，如果不想做它的奴隶，那就找"维生素医生"做朋友吧！

1. 医生坐诊

维生素B₁是将体内糖转化成热能的过程中不可缺少的物质。糖尿病患者糖代谢不佳、血糖过高，需要较多维生素B₁以帮助人体持续不断地消耗糖类。

维生素B₂能帮助脂肪燃烧，糖尿病患者无法充分燃烧糖时，便需燃烧脂肪，因此也需要大量维生素B₂。

维生素B₆被一些人称为"糖尿病的特效药"，它能防止阻碍胰岛素的物质生成，并有提高胰岛素活性和分泌量的作用。如果胰岛素能够正常分泌，并顺利地发挥作用，血液中的糖就会转化成热量，血糖就会降低，各种不适症状也会减轻。

烟酸能减少Ⅱ型糖尿病患者血液中的脂性微粒，因而降低了他们患心脏病的概率。

维生素C可促进胰岛素分泌，提高组织对胰岛素的敏感性，从而使血糖下降。而糖尿病患者的高血糖状态及低胰岛素水平，会使维生素C在体内的摄取、吸收与运转发生障碍，因此导致人体内的维生素C水平低下，应及早补充足量的维生素C。

维生素E可以降低脂质过氧化，清除自由基，改善血小板与内皮功能，降低高凝状态，纠正脂质代谢紊乱，从而起到预防并发症（主要为高血压和动脉硬化）的作用。

维生素Q能降低血液中的糖分，治疗糖尿病。

2. 维生素药物

维生素B₁，每日5～10毫克。

维生素B₆，每日6毫克。

维生素E，每日400～1000毫克。

3. 对症食疗

素炒苦瓜

维生素C+B族维生素

主料： 苦瓜250克。

辅料： 青椒25克，辣椒10克，大油、葱、姜、盐、酱油各适量。

做法：

❶ 将葱、姜洗净，切成末；苦瓜切开挖瓤，洗净切成0.3厘米厚、3厘米长的片；青椒去子洗净切抹刀片；辣椒洗净去子切丝。

❷ 净锅坐大火上，放大油烧热，先将青椒片煸炒几下，

倒入漏勺内。

❸ 原锅放大油烧热，放入辣椒丝略炸一下出香味，再放葱、姜末炝锅。

❹ 下入苦瓜煸炒，放盐，烹入酱油，放青椒片，翻炒至熟即可。

功效：促进糖分分解，改善体内脂肪平衡。

豆腐鲫鱼

维生素C+维生素E+B族维生素

主料：鲫鱼750克，豆腐400克，鸡肉25克，火腿25克，油菜心50克，竹笋50克。

辅料：料酒、盐、大油、湿淀粉各适量。

做法：

❶ 鲫鱼宰杀去肠杂，洗净；豆腐切成6厘米见方的块，放入冰箱冷冻，使成冻豆腐，或用沸水煮至出蜂窝孔，再切成丁，焯水后挤干水分；鸡肉洗净煮熟切成片；火腿切片；油菜心择洗干净；笋去硬壳洗净切片。

❷ 鲫鱼入热大油锅中煎至两面都呈金黄色，烹入料酒，将鸡汤、冻豆腐丁一起放入，加盐，用中火煮至汤呈乳白色时放入熟鸡片、火腿片、油菜心、笋片略烧，用湿淀粉勾芡，淋几滴大油即成。

功效：降血糖、血脂、血压。

· 防治癌症 ·

- 癌症，也叫恶性肿瘤。肿瘤是指机体在各种致瘤因素作用下，局部组织的细胞异常增生而形成的局部肿块。良性肿瘤容易清除干净，一般不转移、不复发，对器官、组织只有挤压和阻塞作用。但恶性肿瘤会破坏组织、器官的结构和功能，引起坏死、出血，合并感染，患者最终可能由于器官功能衰竭而死亡。食管癌、胃癌、肺癌、乳腺癌、宫颈癌、鼻咽癌、直肠癌、肝癌、颅内肿瘤、造血系统恶性肿瘤并称为"十大癌症"，对人类生命的威胁最大。

- 癌症是人类的头号杀手，大多数时候都意味着死亡，与其等到罹患癌症再做痛苦挣扎，不如防患于未然，让"维生素医生"把癌症拒之千里之外。

1. 医生坐诊

维生素A具有保护黏膜健康，恢复黏膜功能的作用。一旦体内维生素A不足，黏膜所分泌的黏液减少，细胞膜就会萎缩，器官黏膜变脆变弱，极易脱落。内膜剥落之处，便成为癌细胞最容易侵蚀的地方。因此，维生素A对于防癌、治癌有相当重要的意义。维生素A原β-胡萝卜素的抗癌效应比维生素A更强，且不需担心摄取过量会产生毒素，是极佳的抗癌物。

维生素B$_2$可抑制化学物质偶氮苯类（简称DAB）物质的致癌作用。偶氮苯类物质是致癌作用很强的化学物质，维生素B$_2$能使其失去致癌活性，从而有效地预防癌症。

维生素B$_6$可保护机体的免疫系统。当其缺乏时，可使机体的免疫系统受损，导致一些肿瘤如乳腺癌等复发。

叶酸和维生素B$_{12}$能够降低人体细胞里的遗传物质DNA（脱氧核糖核酸）的损耗，而DNA损耗超过正常水平的人患癌症的危险性要比DNA损耗低的人高出2~3倍。因此补充足量叶酸和维生素B$_{12}$能有效预防癌症。

维生素C能抑制致癌物质的活动，保护细胞壁，对化学致癌物亚硝胺的形成有阻断作用，还能巩固和加强机体的防御能力，使白细胞更有活力，直接攻击癌细胞，抑制癌细胞的生长和扩散。它是合成抗癌物质"透明酸酶抑制物"的主要原料，可有效抑制癌细胞繁殖，并可减轻癌症引发的疼痛感。

维生素E作为抗氧化剂存在于细胞膜成分中，阻碍多不饱和脂肪酸氧化形成的有毒自由基对细胞的损害，还可与氧化物反应，将其转变为对细胞无毒的物质。此外，人体内维生素E和硒共同保护细胞膜、细胞核、染色体不受致癌物的伤害。

2. 维生素药物

β-胡萝卜素，每日30毫克。
维生素C，每日90毫克。
维生素E，每日30毫克。

3. 对症食疗

笋菇肉丝

维生素A+维生素C+B族维生素

主料：猪瘦肉200克，香菇（干）50克，芦笋300克，鸡蛋3个。

辅料：葱、姜、植物油、盐、湿淀粉、味精、香油各适量。